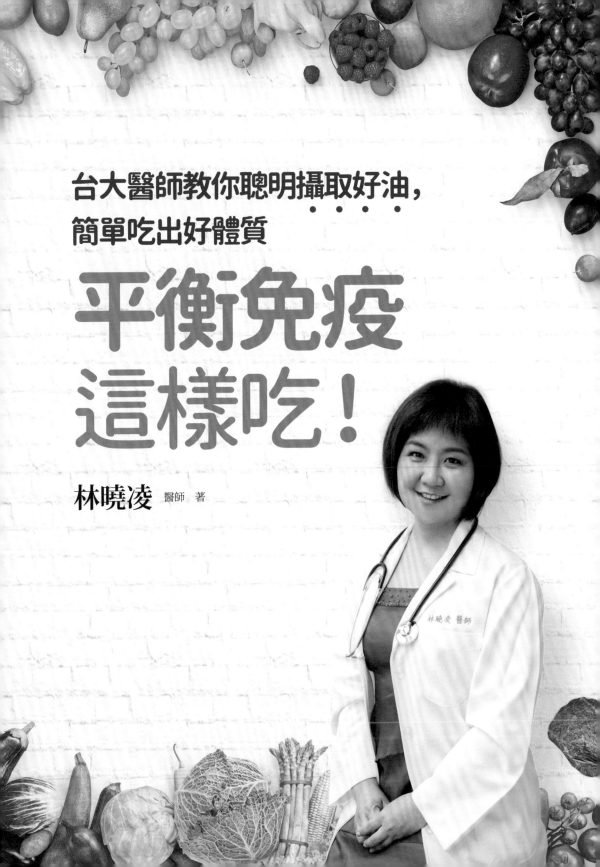

台大醫師教你聰明攝取好油，
簡單吃出好體質

平衡免疫
這樣吃！

林曉凌 醫師 著

【前言】一天三次，遠離疾病的機會

二〇二〇年，在人類歷史上是令人印象深刻的一年！

因為新冠病毒的出現，讓世人原本規律的生活出現恐慌。媒體報導的致命疾病竟然就在身邊上演，彷彿出門搭電梯、乘坐公車、上班、上課、吃飯、散步，都有可能莫名感染疾病，大家都是人心惶惶。

見證過這段歷史的人們，未來都將會記得那是令人心慌的年代，因為資訊不足而產生的恐懼常纏繞心底。每天從媒體上看到的數字，不只是經濟指數的連番下修震盪，還有持續令人憂心的上升確診及死亡人數；國際間關心的不再是政治人物的政策宣言，而是哪一國又出現新增病例。

從剛開始的單一城市零星案例，前後時間才沒幾個月，已經演變成各國之間互相封閉邊境的嚴重疫情。這一切問題都因輕忽了新冠病毒的嚴重性，沒讓自己在平時先養好身體，遇到疫情時沒作好防護，須知「養」和「護」是維持健康最重要的兩件事。

在這本書中，我要帶領大家回顧人類當年成功消滅掉的天花病毒，談談病毒到底是怎樣進入身體造成危害、人體的免疫系統機制是怎樣進行反撲，以及免疫系統其實有可能成為幫凶反過來

傷害身體。其間微妙的關鍵，<u>在於我們該重視的是調節免疫力，而非一味的只是想強化免疫力。</u>

　　身體免疫是個複雜的系統，像是遊走全身的巡邏部隊，對於進入身體的外來異物一定會竭盡全力防禦，但這些免疫尖兵需要有維生素 C 來作為支援後盾；如果有過多的自由基卻也會傷害身體，那就需要相對攝取抗氧化的維生素和礦物質來平衡。

　　這些營養素除了照顧身體外，也能兼顧穩定情緒功效，而蔬果則是最好的營養補充來源。

　　回顧廿一世紀初的「嚴重急性呼吸道症候群」（SARS），和「中東呼吸症候群冠狀病毒感染症」（MERS），同樣是病毒感染、也出現人傳人的肺炎症狀，研究者發現患者器官會被自己過強的免疫反應攻擊。另外自體免疫性疾病，也出現在常見的紅斑性狼瘡、類風溼性關節炎、乾燥症，或是乾癬、硬皮症、慢性淋巴球性甲狀腺炎等，這都是免疫力失衡的影響。

　　不正常的作息、長期的疲勞、飲食習慣的不當，都會造成免疫力失調，從年輕時期開始的任性輕忽，可能在日積月累幾十年下來造成心血管疾病的傷害，到了年紀稍長時，出現三高現象、心臟病上身，甚至是出現腫瘤、癌症都可能會是最終結果。

　　<u>癌症就是終極的發炎現象</u>，對身體出現的各種發炎現象如果輕忽不在意，沒想辦法改善，就會提高癌症發生的可能性。科學家已經發現腫瘤附近都會出現發炎現象，正是因為「<u>失控的發</u>

炎反應會導致癌症發生」。抗發炎是嚴肅且應持續關注的終身議題，打造「抗炎＝抗癌」體質就是為自己塑造不會受到病毒、疾病給影響的全能健康生活。

蔬果是最佳的抗發炎食物，吃天然食物、少吃加工食品，是每天維持均衡飲食最重要的養生原則。蔬菜是「最佳抗發炎食物」，豐富的養分包含降低身體發炎反應的效果，有些蔬菜苗所含的營養素還超越成熟的蔬菜。

均衡飲食是必須要「有意識」的主動攝取營養成分，讓自己主動保有穩定的健康狀態。選擇「當季」「當地」豐富的天然食材，包含優質蛋白質、深色蔬菜、全穀雜糧、季節水果，以及攝取好的油品；食物中加入辛香類、食用生薑，也記得補充好菌，甚至利用保健食品來達成完美營養補充。

提到攝取油品，重視身材的人可能擔心發胖，其實日常無意間吃下的油還真不少，點心零食、外食、飲品中，其實都含有油脂。若是覺得整天疲勞沒精神，那反倒是體內好的油脂成分不夠充足。除了蔬菜，「正確的油脂也是最佳抗發炎食物」，多吃好油才能夠避免體內各種慢性發炎現象影響健康。

身體受傷或出現紅腫熱痛的發炎現象時，人體細胞會立刻生成前列腺素 E2（PGE2）攻擊並消滅入侵的細菌，同時還能進行細胞修復作用。製造保護身體的 PGE2 原料來自於脂肪，這類脂肪會儲存在身體細胞外層薄膜「待命」，但是也有可能變成引起

發炎的危險物質。前列腺素 E3（PGE3）對紅腫熱痛的發炎現象具有澆熄抑制的作用。當我們攝取含有 Omega3 成分的油脂時，最終會轉化成 PGE3 發揮抗發炎的作用。黑草種籽油就含有相當高比例的 Omega3。

存在於伊斯蘭世界的黑種草，是人類已使用數千年的神奇藥草，宗教聖訓記載「除了死亡，可以治療一切」的見證下，被廣泛應用於各種民間醫學。從疲勞、懶惰，到生髮、頭疼，乃至於糖尿病、腸胃疾病都可以治療，從上世紀開始就有學者陸續針對黑種草傳統作用，以現代科學方式進行研究，發現其中的百里醌成分幾乎就是一切效益的解答。

數百篇的論文研究，發現對於百里醌對於癌症的治療有具體的助益，而諸如哮喘、高血壓、糖尿病、炎症、咳嗽、支氣管炎、頭痛、濕疹、發燒、頭暈和流感等，也因為百里醌具備的抗氧化、抗炎、免疫調節、抗組胺、抗微生物和抗腫瘤作用，而對人體有益。

學者對照傳統醫學記載加以驗證，確定黑種草確實具有保護胃、保肝、保腎和保護神經的活性。另外，百里醌明顯對心血管疾病、糖尿病、生殖疾病和呼吸系統疾病，以及骨骼併發症和纖維化的治療具有積極作用。

這些從伊斯蘭世界所擷取的論文一手資料，讓我樂於藉由此書的寫作，向各位引薦這個神奇的黑種草籽油。

對於癌症治療的助益是學者在研究百里醌之後獲得的多項結論，不管是肺癌、肝癌、乳腺癌、子宮頸癌、胃癌、胰臟癌等，百里醌透過誘發癌細胞凋亡，或是抑制癌細胞成長、抑制移轉，甚至是協助化療藥物發揮作用，以及減緩化療所產生的身體不適副作用，這些都是足以展現醫界治療里程碑的新成果。對此，研究者多以「期待臨床實驗藥物出現」作為結論。

　　同樣也是千年流傳的植物用藥，在關鍵時刻神奇的被應用在人類身上。從松樹皮萃取的碧容健能刺激一氧化氮合成，並能調節免疫力、有效清除自由基，是唯一能通過血腦屏障的類黃酮化合物抗氧化劑，可以保護腦部血管及細胞、增強血管強度。

　　單一的營養素有其卓越功效，然而單一的營養素卻也無法直接對身體有直接的貢獻，就像好的籃球射手也需要有好的隊友助攻，在其他營養素發揮協同作用下，營養素才能夠在人體內發揮加成作用，而不致於進入體內後反而讓身體產生負面效益或是浪費資源。到底是神隊友或豬隊友，有時候也是看協同作用的比例，這是在保健養生時需要注意的。

　　如果能將兩種營養素發揮到更好的效果，就像是將碧容健與葉黃素共同應用在視網膜抗氧化的治療，可以增加百分之六十的效益，這樣的協同作用是值得令人期待的。同樣的，如果將脂溶性的黑種草籽油，加水溶性的碧容健結合在一起，兩種頂尖的抗氧化強效配方能夠一加一大於二，這樣一定會更棒！

　　先進雙重膠囊設計正是這樣的最佳因應方式，把定量的黑種草籽油加上碧容健給包覆在一起，一次服用、多階段釋放，掌握

進入人體之後的保健時機，複合配方的設計值得讀者重視。

有一款植物已經在台灣作為用藥多年，卻一直少為人知，作為水果卻也不甚討喜，這是被稱為「余甘子」或「油柑」的小翠綠果子。在印度阿育吠陀醫學中，余甘子被廣泛使用，甚至被聯合國視為超級水果，營養成分相當高。不僅能夠提高免疫力，還能夠保肝、預防心臟病，還有降低癌症發生率的效益，這麼神奇的水果你真不該忽略！

而看似拒人於千里的仙人掌，其實不只是墨西哥人的寶，還是抗氧化高手，能夠降低膽固醇、降低三酸甘油脂濃度，減少脂質過氧化，因此可預防動脈粥樣硬化。還具有保護「地中海貧血」患者紅血球被氧化、延遲維他命 E 的破壞等效果。

這本書帶你從時事談到知識，從現象談到真相，讓讀者能夠具體明白健康的根本道理，而不要聽到人云亦云就跟著心慌。

我一直主張藥不能解決所有問題，藥不能讓你更健康，只是症狀控制。我從淺顯易懂的吃來談健康，是延續前書《抗炎體質這樣吃》所談到的「病是吃來的，健康也能靠吃重建！」

我投入預防醫學、營養治療等領域，就是希望人們追求的不只是延長生命，而是能夠讓生活更有品質。讓自己在平常就能建立起不吃藥的體質，讓免疫力達到平衡，不需要在擔心外來的傳染疾病侵擾時才去「護」，就從平常好好的吃，「養」好健康的體質開始你的健康與長壽。

當我們一天吃下三餐，也等同於一天有三次機會去調整身體體質時，這正是遠離疾病的最好時機點。

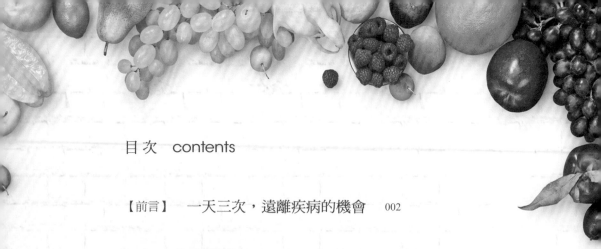

目次　contents

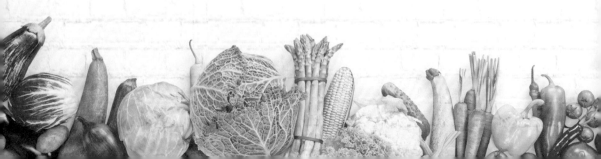

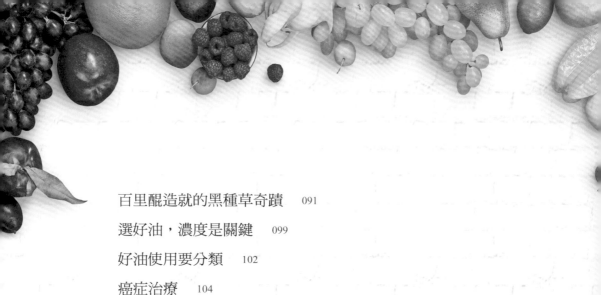

Part4 抗發炎植物

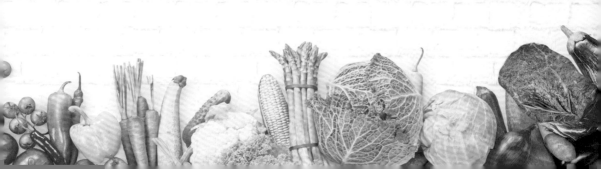

Part 1
要戰勝病毒，免疫力是關鍵

病毒為什麼致命？

　　本世紀以來出現的幾次病毒 * 傳染，無不造成全世界大恐慌。各國之間藉由築起高牆，管制境外移入感染源，同時對國民採取嚴格公共衛生政策。不管是強制規定要戴口罩、量測體溫，甚或是管制進出醫療場所、加強防疫層級，都是在疫情擴散後採取的中後期措施。

　　想了解病毒為什麼會危害人類性命，我們得先明白病毒的由來與發展。從病毒的結構來看傳染的途徑，以及進入體內後會產生什麼樣的連鎖反應，以至於最終奪走性命。

　　追朔過去的軌跡，可以看到之前人類曾經遭遇過什麼樣的傳染病，探究是什麼關鍵因素造成疫情感染而至大爆發。從這些病史的追溯，可以從中得到教訓與學習，以利於應用在現代的防疫措施上。

上世紀已滅絕的天花病毒

人類歷史上，天花是最早出現記載的病毒，大約於西元二世紀就已經被記載於史書。公元前一一四五年逝世的古埃及法老王拉美西斯五世**，根據其木乃伊臉上出現的缺口，也被醫學考古學家懷疑他是因為感染天花而過世。

天花就是由天花病毒所造成的傳染病，專家認為是在數萬年前從齧齒動物身上的病毒演化而來，且在不同國家的歷史上都曾出現過天花大爆發的疫情紀錄。根據統計，在十六世紀到十八世紀，歐洲每年死於天花的人數大約五十萬人，整個十八世紀就有一億五千萬人死於天花。

一八七一年英國發生疫情，兩年內造成包含青少年和成年人大約四萬兩千人病死；美國費城當時是移民重鎮、人口最多的城市，一八七二年也因為天花爆發，單一城市就有兩千六百人死於天花。

歷史上有不少君王因為天花而病逝，像是法國國王路易十五、英國女王瑪麗二世、德國國王約瑟一世、俄國沙皇彼得二世、清朝順治皇帝、同治皇帝都是因為這個傳染病而告別人間；得過天花的知名人物還有美國總統喬治·華盛頓、安德魯·傑克

---

* 病毒（virus），中文舊稱「濾過性病毒」

** Ramesses V

遜及亞伯拉罕·林肯等。

　　天花的傳播途徑主要是透過空氣，患者的口鼻與皮膚皰疹分泌物帶著大量病毒，長期間的面對面近距離接觸會造成人傳人的風險；或是直接觸碰到病人的體液、使用過的器具也可能造成傳染。從古埃及到歐洲、中國、美國都有天花疫情，一般認為是人類因為貿易或是旅行移動所造成。

　　天花病毒的潛伏期大約為十二天，病毒進入呼吸道後，會先襲擊口咽或呼吸系統表面的粘膜，然後入侵淋巴結進行增生。剛開始病人沒什麼症狀，但是感染後第十二天細胞會破裂，以致於病毒在血液內的數量會大量增加，脾臟、骨髓都會隨之受到影響而出現病毒。表現在外的症狀有點像是感冒、發燒、肌肉疼痛、頭痛等，也會影響食欲。

　　大約在第十五天，天花病毒會讓患者的口腔、舌頭、喉嚨粘膜上出現淺紅色小點。而後紅點擴大、破裂，在唾液中釋放出大量病毒，接著在患者臉上、身上會出現大量皮疹。這些皮疹在三十六小時內會大量的擴散到整個臉部、四肢近端位置和軀幹，最後是四肢的遠端部位，好像身上長了一大堆小花一樣，即便痊癒，患者臉上也會留下一堆疤痕，被人稱之為麻臉。

　　所幸在十八世紀時，愛德華·詹納醫生發現以種牛痘疫苗的方式預防天花，後來發展出更有效的痘苗病毒，人類從此開始漸漸遠離天花疾病荼毒。一九七九年十二月，科學家證實天花已

經在地球上絕跡，而世界衛生大會也在一九八〇年五月通過決議文，確認人類已經擺脫天花的糾纏，消弭了死亡、失明、毀容等疾病帶來的恐慌。

病毒入侵引發免疫系統暴衝

從歷史上所知道的天花疫情描述裡，關心時事的讀者會發現，天花的發生和之後我們較熟悉的 SARS、MERS 疫情發展，和媒體報導新冠病毒的發作情況相當類似。同樣來自嚙齒動物的病毒、跨境傳染、有兩週潛伏期，發作之後病毒大增、體液傳染、人傳人、初期類似感冒等，這是因為病毒的特性都具有相同的感染模式。

病毒的體積相當小，大約是細菌的百分之一大小，雖然含有最基本遺傳單位的基因，卻沒有細胞結構，也沒有自己的代謝機制。細胞是生命的基本單位，這代表病毒本身無法自行增殖。病毒可以自行分裂，但如果要增殖卻需要進入細胞裡，才能「就近取材」合成自己所需要的東西。

病毒會在進入宿主細胞之後，狡猾的影響宿主細胞代替自己複製增殖，指揮人體細胞反叛成為侵略工具。不斷的複製增殖下，病毒會多到撐破細胞，之後就是一連串在人體內的擴散過程。這就是為什麼宿主在被感染之後，會出現一段潛伏期。

不同的細胞都帶著獨特蛋白質受體，想像這就是病毒身上帶的基因鑰匙，種類不同的病毒進入體內之後，像是找到對應的鎖頭一樣，病毒會找到特定的受體攻擊不同的細胞。

　　比如天花病毒是先襲擊口咽或呼吸系統表面的粘膜，然後才入侵淋巴結進行增生；愛滋病毒則是攻擊人類免疫系統，在病毒侵入淋巴球之後，會進一步破壞細胞功能造成細胞數量減少，讓人體免疫力下降，導致各種伺機性感染如肺結核、肺囊蟲肺炎、卡波西氏肉瘤、隱球菌性腦膜炎等；而肝炎病毒雖然是攻擊肝臟細胞藉以產生複製增殖，但並不是病毒本身導致肝細胞發生病變，而是因為免疫細胞在清除病毒同時，也同時消滅掉部分自身肝細胞，導致肝壞死、肝炎等症狀；流感病毒透過眼睛、鼻子、嘴巴進入人體後，會利用鼻子、喉嚨的細胞複製病毒，引發免疫系統的強烈反應，因而攻擊帶有病毒的組織，尤其是充滿病毒的呼吸道和肺部。

　　健康成人在這樣的歷程中，大約一週內就可以痊癒，但如果免疫系統反應太過強烈，反而會破壞自己身上大量的肺部組織，以至於失去正常透過血液中輸送氧氣的功能，最後會造成缺氧而死亡。

　　研究顯示，人們不是因為流感病毒本身引發致死反應。三分之一死於流感病毒的人，是因為病毒擊垮免疫系統而死；有三分之一死於次發性細菌感染，通常都是發生在肺部；最後三分之一

則是因為病毒攻擊之後，造成一或多個器官衰竭而病逝。

　　類似流感病毒的特定攻擊性，腸病毒喜歡侵犯咽喉和手腳；腸胃型病毒則喜歡待在小腸裡。而冠狀病毒中的 SARS、MERS 和新近造成世界集體恐慌的新冠肺炎一樣，都屬於呼吸性疾病，病毒的起點和終點都是在肺臟。

SARS：冠狀病毒引發細胞激素風暴

　　比如發生在二十一世紀初「嚴重急性呼吸道症候群」（Severe Acute Respiratory Syndrome, SARS），俗稱為「非典型肺炎」。

　　當年席捲全球時，病毒一傳到人身上，立即引起一連串的劇烈連鎖免疫防禦，人體免疫系統產生激烈的過敏反應，人體健康的肺細胞也被攻擊吞噬，以致於肺部潰瘍發炎，甚至導致患者死亡。簡單地說就是：「肺部不是被病毒毒壞，而是被自己的免疫細胞攻擊。」

　　從病理學來看，SARS 造成的影響會損害骨髓、脾臟、肌肉和免疫系統，嚴重的患者連血液中也充滿病毒。在這時，如果患者的免疫細胞過於強大，進而引發強烈的肺部發炎現象，就會導致嚴重的肺浸潤、肺纖維化，最後因為呼吸衰竭而命危。

MERS：免疫力缺陷者是高風險群

　　類似的全球性恐慌，是發生在二〇一二年的中東呼吸症候群冠狀病毒感染症（Middle East Respiratory Syndrome Coronavirus Infections, MERS—CoV）。首先出現在沙烏地阿拉伯吉達，一名六十歲男性在六月因為發燒七天不退，伴隨咳嗽、呼吸喘而住院，十一日後因呼吸衰竭、腎衰竭死亡。他是全球首例病患，世界衛生組織為此在當年九月時發布全球警示。

　　MERS 同樣也是冠狀病毒從動物傳染到人，而且病毒發生基因突變而造成具高度傳染力和死亡率高的呼吸道疾病。傳染途徑則和一般冠狀病毒一樣，主要透過飛沫、直接或間接接觸到感染者分泌物等方式傳播。

　　MERS-CoV 病毒進入宿主細胞時會附著其受器 DPP4*，因為肺泡細胞與腎組織富含病毒受器 DPP4，所以重症病患常合併腎功能惡化。冠狀病毒感染病人的免疫反應涉及先天 (innate) 協同後天 (adaptive) 免疫反應。

　　MERS-CoV 造成免疫失調，減弱先天免疫反應，合併延遲引發促發炎細胞激素 (pro-inflammatory cytokines)，重症病人通常是因為一連串的強烈細胞激素活化，導致多重器官衰竭而致命。

　　反之，存活者具備有能夠較快中止過度免疫反應的能力，沒有留下嚴重不可逆的器官損傷，進而在恢復期產生有效的抗

MERS-CoV 抗體。

從 SARS 和 MERS 的病理研究中我們可以明白，如果沒完全了解疾病的致病原是什麼，只是一味提昇患者免疫力，反而會因為病毒的狡猾攻擊方式而陷入危險。

即使在一般沒有遇到病毒侵襲的情況下，**免疫系統若是異常強大，也會影響身體健康**，讓自己得到自體免疫性疾病（Autoimmune disease, AID）。

我們常聽到的紅斑性狼瘡、類風濕性關節炎、乾燥症，或是乾癬、硬皮症、慢性淋巴球性甲狀腺炎** 等。都是因為免疫系

---

*　病毒受器 DPP4：dipeptidyl peptidase

**　系統性紅斑狼瘡（Systemic Lupus Erythematosus,SLE），一八五一年時，因為有醫師認為病人臉部的紅斑是被狼咬到所致而命名。其實這是一系列自體免疫性疾病的統稱，主要是免疫系統出現異常，攻擊自身正常組織的症狀。受到衝擊的部位包含關節、皮膚、腎、血球、心臟，以及肺。

類風濕性關節炎（Rheumatoid Arthritis,RA）是一種病因未明的自體免疫疾病，會侵犯全身各個組織器官，通常是從關節組織開始侵犯，尤其是手部關節。晚期會影響到多數關節持續腫痛、關節變形、肌腱斷裂、肌肉萎縮等。

乾燥症又稱為修格蘭氏症候群（Sjogren's syndrome），好發於四十至五十歲女性，是自體免疫疾病侵犯到外分泌腺和上皮細胞。最常侵犯的腺體是唾腺和淚腺，因此最常見的臨床症狀是口乾和眼睛乾的問題，甚至患者會自嘲「欲哭無淚」。

乾癬（psoriasis），學名為銀屑病，又稱牛皮癬，是一種慢性皮膚疾病，是在身上出現一塊一塊異常的皮膚。通常，這些塊狀皮膚異常會發紅、發癢，以及脫屑。

硬皮症（scleroderma）或稱全身硬化症（systemic sclerosis），是原因未明的自體免疫疾病；造成皮膚緊繃、硬化及血管內壁細胞異常增生，以至於造成肌膚僵硬、無彈性的觸感。

慢性淋巴球性甲狀腺炎（chronic lymphocytic thyroiditis）又稱為橋本氏症（Hashimoto's disease）因為甲狀腺被一系列細胞或抗體免疫過程攻擊，所導致的自體免疫病。

統過於強大而攻擊正常細胞，因此被診斷為自體免疫疾病。

這表示，對健康的人而言，免疫系統若要正常運轉，重要的是達到平衡。才不致於受到病毒、細菌侵害，引發內分泌紊亂、失眠等，也不會因為過度強大的免疫力而造成自體攻擊的疾病。

只是，這個平衡中庸的道理雖然簡單，但許多人都自認體力沒問題，趁年輕健康不時約三五好友騎車兜風夜衝，或是去吃到飽餐廳大肆狂喝狂飲吃消夜、通宵熬夜唱歌，盡情揮霍青春本錢的自由自在。

殊不知這種種不當的飲食偏好，或是不良生活習慣，在年輕時並沒有什麼特別感覺，頂多就是大睡半天之後又是如常的生龍活虎，卻不知道身體裡的發炎因子在體內持續恣意生成，一點一滴的傷害，長期下來為自己埋下病根，等到年紀大一些時才驚覺身體出狀況，這種長期累積的像是心血管疾病的發生，除了遺傳基因問題外，幾乎都是不良習慣所導致的疾病！

感染引爆嚴重發炎反應

身體受到病原菌感染後會產生發炎反應。發炎反應會活化自然殺手細胞、單核球細胞、巨噬細胞、嗜中性白血球以及血小板上的先天免疫受體。適度的發炎反應有利身體去除病原菌，但過度的發炎反應會引發大量細胞激素的產生，卻對身體有害。

細胞激素 cytokine，是細胞分泌的小分子蛋白質，調控細胞與細胞間的作用，可以視為訊號傳遞分子，當細胞接受到細胞激素的訊號時，可能會進行活化（Activation）、分化（Differentiation）、複製（Proliferation）、凋亡（Apoptosis）、趨化（Recruitment）、發炎反應（Inflammatory response）等。

用譬喻法來說明，細胞激素就像是細胞派出去的傳令官，各自帶著不同的「軍令」，只能被有可以辨認此「傳令官」的受體的細胞所接受，然後這個細胞便會透過受體下游的訊息傳遞（Signal transduction），解讀「傳令官」所攜帶的「軍令」，引起後續細胞的反應。

細胞激素分類主要有五種

1.Interferons (IFNs)：限制病毒感染，在病毒感染的早期出現，為身體內對抗病毒的一道防線

2.Interleukins (ILs)：主要是 T 細胞分泌，其次是巨噬細胞

3.Transforming growth factors (TGFs)：轉化生長因子，與一些發育和抗體分泌有關

4.Colony-stimulating factors (CSFs)：使幹細胞及白血球先驅細胞分裂及分化

5.Tumor necrosis factors (TNFs)：活化毒殺作用

細胞激素種類	中文名稱
Interferons (IFN)	干擾素
Interleukins (IL)*	介白素 *
TGF (Transforming growth factors)*	轉化生長因子 *
CSF (Colony-stimulating-factors)	聚落刺激因子
TNF (Tumor necrosis factors)*	腫瘤壞死因子 *

---

* 以上標記為發炎性細胞激素

異物來襲，想不生病怎麼吃？

身體要健康，**做好「養」跟「護」很重要**。當病毒疫情發生的時候，公衛部門所宣導的都是該如何保護自己。就像是把病毒當成侵門踏戶的壞蛋，政府發現這些壞蛋正四處橫行傷害人，在抓到壞蛋之前，先大聲疾呼全國民眾都要注意居家安全，小心門窗上鎖提防外侮。

「護」這個措施，在面臨發生有公衛的疑慮緊急危難時，勤洗手、勤消毒、戴口罩、保持社交距離，甚至限制人身自由旅行以阻隔疫情擴散的做法，確實是必要的非常手段。

「養」是平時對身體的保養，如果在接觸到病源之前，就透過運動、不要熬夜、飲食均衡、多喝水、保持好的心態，養成強壯的體質，自然能讓身體不生病！

從花粉熱治療談免疫力

我們先談一個大家熟知的過敏病症。陽春三月花朵盛開，春季花粉過敏已經形成一種流行病，全世界大約有五～十％的人有這種困擾。他們往往一接觸到空氣中的花粉，就會狠狠的打噴

嚏、流眼淚，甚至還會出現全身發癢、出疹子等症狀。

　　為什麼會對花粉過敏？從醫學角度來看，這些被歸類為過敏體質的人們，是接觸花粉就會產生「免疫力異常」。

　　有些人對某些外界刺激或是藥物會產生強烈的不正常反應，某些特定物質會讓人過度敏感，這些導致身體產生過激反應的物質，就是過敏原。

　　一般情況下，身體會製造抗體來保護身體，避免受到疾病侵害。但是在過敏者身上，卻會反常的將無害物質誤認為有害，而產生抗體加以抵禦。

　　困擾每個人的過敏原都不同，有人因為奶、蛋、小麥麩質或花生醬過敏、因為冷空氣或是細微粉塵過敏，有的則是對特定藥物產生過敏，因而發生皮膚癢、刺痛感、燒灼感、緊繃感、乾燥、臉部潮紅。

　　花粉熱等過敏現象，是人體免疫力過激的問題，當免疫細胞在對抗外來異物入侵時，會與過敏原結合釋放出組織胺，進而引起毛細血管擴張、血管壁通透性增強，以至於皮膚出現紅腫，嚴重的還會引起痙攣和休克。

　　醫師對於花粉熱患者，多會提醒要緊閉門窗、出門戴口罩、鼻孔塗上凡士林以沾黏花粉、外出回家後立刻洗澡、定期清潔室內、以濕布擦拭家具以隔離感染源。若是症狀發作，則會開立藥物抑制體內引發過敏症狀的物質，以緩解症狀阻斷過敏。這就是

「護」的功能。

　　至於「養」的功夫，則要在非高風險的季節裡，就避免吃零食和油炸食物，飲食均衡、多吃蔬果，攝取足量的蛋白質強化免疫力，並且攝取維生素 C 來增強抗氧化力。其他像是固定補充魚油外，也盡量以冷壓亞麻仁油、紫蘇油等油品來取代高溫烹調的油，壯大細胞以達到預防的效果。

要調節免疫系統，先強化體質

　　從冠狀病毒的攻擊歷程中，人們其實可以明白，肺臟其實遭受到更多的是來自免疫反應的傷害。本來該是用狙擊槍等小型武器攻擊外來入侵者的免疫系統，在情急之下竟然發動火箭攻擊，以致於被感染的細胞遭到殲滅外，連正常的健康組織都一併被犧牲掉，這使得肺臟中的血管變得脆弱，同時液體也滲入肺泡之中，造成肺水腫（Pulmonary edema）而出現呼吸困難、呼吸急促等現象，甚至導致呼吸衰竭而死亡。

　　免疫系統發動時還伴隨一個現象：防禦細胞在吞噬作用過程中，會產生大量自由基，這是殺死病菌和病毒的利器。在正常生理情況下，身體遇到細菌、黴菌、病毒或是異物入侵時，吞噬細胞會透過酵素催化釋出超氧離子自由基，可以掃蕩侵入體內的外敵，同時也可以清除體內傷殘的被感染細胞。只是，自由基如果

太多、自身抗氧化營養不足時，人體細胞就會受害。

之所以強調抗發炎與消除自由基的重要性，是在提醒大家，雖然體內必須具備一定量的自由基作為防禦疾病武器，但是現代人因為作息不正常、常有心理壓力，或是輻射線、紫外線、農藥、空汙等影響而產生過多自由基。一旦體內自由基的數量超過人體正常防禦範圍時，就會產生自由基連鎖反應。

當體內釋放的自由基過多時，這些單一電子的孤獨分子會設法找到配對的電子以求穩定，於是蛋白質、碳水化合物或脂肪的電子被搶走，引發體內一連串的氧化反應，正常細胞的細胞膜、蛋白質以及核酸就會受到損害，進而產生更多疾病。這一連串的惡性循環反應會加速人體器官老化，或是引發更多疾病，甚至產生可怕的腫瘤或癌症。而病毒入侵時免疫系統產生的大量自由基，也是同步攪亂正常細胞運作的鬧事者。

要在任何時候都具備能應對疫情風險的體質，不是一味的追求強化免疫力。應該重視的是平常就能養成維繫健康的體質，這需要從規律的作息、定期的運動，以及攝取好的營養來建構身體成為足以抵抗病毒攻擊的碉堡。

「吃藥不如吃好食」，就是建議大家注意均衡吃下好的食物，這讓自己更遠離需要吃藥治療疾病的機會，像是補充抗氧化成分對抗自由基（多酚類、莓果類、維生素 A、C、E 及 β 一胡蘿蔔素等），多吃各式蔬果攝取植化素來增加抗氧化力等。在平

時打下這樣的健康基石，在遭遇各類傳染疾病再度盛行時，小心避免接觸感染源，自然可以持續保有健康狀態。

　　維生素 C 是最為人熟知的輔助免疫力聖品，作為抗氧化劑**能夠降低自由基，而產生抗過敏作用**。當身體維生素 C 不足時，血管和皮膚的通透性都會改變，造成血管彈性下降、脆性增加，讓過敏原很容易就侵入體內。避免吃零食和油炸物，是避免潛藏的油脂破壞維生素 C，這都是需要在問題發生之前，就先做到「養」。

養身抵禦疾病如何吃

　　我向來主張「**疾病從口入，健康也可以吃出來**」，養好體質以抵禦疾病，確實是可以從飲食著手，這也是本書的撰寫主軸。

　　以營養攝取避免疾病，就是先做好「養」強化體質；面臨到高風險期時，就需要增強「護」的能力。

　　我們體內的自由基，是參與新陳代謝與免疫反應的關鍵。自由基是氧氣進入體內新陳代謝後的產物，活性相當強，可以和任何物質發生強烈反應。呼吸帶入氧氣後，細胞粒線體的氧氣透過與脂肪和醣類的結合，提供每日生理運作所需能量，這過程同時會有部分的氧轉變成具氧化效能的自由基。

　　自由基是個雙面刃，正常生理情況下，身體內的防禦細胞在

面對外來不速客時，會釋放出超氧陰離子自由基來消滅外敵。這表示，自由基是維持身體健康必要的武器，不過，過量的自由基卻也會傷害周邊組織細胞。

什麼情況下會產生過量自由基呢？在《抗炎體質這樣吃》一書中，提到不當的飲食添加物、外界不良環境的影響、作息不正常、心理壓力都會讓身體產生自由基，或者說氧化反應。過量的自由基就會讓人們出現器官老化、體力衰退、皮膚鬆弛、免疫力減退等症狀。

那麼應該怎樣才能降低過多自由基的危害？攝取維生素 A、C、E、茄紅素、β－胡蘿蔔素、葉酸、兒茶素、葉黃素、花青素與黃酮類等，這些都有助於抗氧化。同時，有些關鍵性的微量元素，如銅、鋅、錳、硒，輔助人體體內的抗自由基酵素能夠強化人體抗氧化酵素系統，協同清除體內多餘的自由基。

氧自由基吸收能力（Oxygen Radical Absorbance Capacity，簡稱 ORAC）是衡量食物抗氧化能力的指標，ORAC 值越高，就代表抑制自由基的抗氧化能力越強。維生素 E、C 和魚油、蜂膠、葡萄籽萃取物（OPC）、紅酒萃取物、歐洲藍莓萃取物等，都具有高抗氧化力。

平常多多攝取這些營養素相當重要，在疫情傳染風險提高時，可以經過專業人士建議，適度提高使用劑量。

補充營養素，情緒健康身體好

　　除了身體的保養之外，情緒的平衡對健康維護也很重要。人在情緒低落時容易生病，不論是憤怒、恐懼、悲傷、憂鬱、敵意、懷疑等負面情緒，都會造成疾病的產生。

　　腸胃疾病、口臭、皮膚炎、頭皮屑、掉髮，都是比較常見的情緒性相關症狀。尤其是情緒低潮時容易食欲不振、心絞痛、手腳冰冷，感冒，很多人都有過這類不舒服的經驗。長久積累負面情緒，讓器官在低標準狀態之下長期運作，身體自然會越來越差。

　　抱持積極樂觀的態度，是調節情緒的重要方針。而在正確飲食調節下，更可以讓情緒不致於低落。認識對情緒有助益的營養素，可以避免自己陷入情緒低潮而不自知。

　　維他命 B 群中的 B$_1$、B$_6$ 和 B$_{12}$ 是調節情緒的最佳營養：維生素 B$_1$ 缺乏會造成疲乏無力、食欲不振、消化不良，還會有情緒沮喪、感覺異常的神經系統症狀。維生素 B$_6$ 是胺基酸代謝的必要輔助因素，可以幫助神經傳遞，如果缺乏可能會有憂鬱現象。而維生素 B$_{12}$ 與神經鞘合成有關，缺乏時會造成思維能力、空間感出現障礙。

　　糙米、薯類、豆類、玉米是豐富 B 群的來源，瘦肉、牛奶、肝臟、蛤蠣和深綠色蔬菜、蛋黃也富含維生素 B 群。現代人因

為天天吃精緻的米飯麵食，深綠色蔬菜吃的不多，長久以往便因為缺乏足夠的維生素 B，而發生情緒不易穩定、脾氣焦躁不安容易生病的心理狀況。

腸內細菌是製造維生素 B 的重要大本營，乳酸菌或是一般的益生菌產品，有助調整腸道細菌生態，幫助維生素 B 群以及維生素 K 合成的益菌正常繁殖，也有助於腸道免疫系統，改善排泄問題。

鈣能強化神經系統傳遞，鎂能調節神經細胞與肌肉收縮功能。鈣和鎂等礦物質對情緒健康有幫助，兩者都是鬆弛肌肉、安定神經的重要元素。

如果常會肌肉緊張或是抽筋，可能就是血液中的鈣太低所致。而血液中的鈣濃度偏低時，神經細胞會興奮，心情容易焦躁或是發脾氣。補充鈣離子就等於補充天然情緒穩定劑，讓心情穩定足以面對生活壓力。多喝牛奶、豆漿，吃小魚、海帶、紫菜補充鈣。另外，吃富含維生素 C 的水果、烹煮加入醋和檸檬可以幫助鈣質吸收。

鎂是重要的輔酶，可以協助人體內的各種酵素反應，也和能量產生、營養素合成與分解、神經傳導等作用有關連。人體內的鎂大約有一半以上儲存於骨頭中，剩下的則是存於肌肉、腦和神經當中。如果缺乏鎂，人們容易疲勞、焦慮，還會因為精神壓力導致失眠，讓身體健康惡化。菠菜、堅果、香蕉、芝麻是補充鎂

的來源。

伊斯蘭世界流傳數千年的黑種草籽油具有獨特的成分，具有抗發炎、抗氧化雙重功能；含有的油脂對於增強免疫力也有不錯功效，能夠預防疾病發生還能延緩衰老現象，讓器官保持最佳狀態。針對這個華人並不熟悉的神奇油品，本書會有充分討論。

為了在平時就能做到「養」好健康的體質，盡量減少外食、避免油炸物，多吃深色蔬菜，平常就主動補充營養素、主動攝取好油，建立規律生活習慣，培養健康的體質，當遇到外來異物入侵時，自然不易生病。

養護健康，全民有共識

面對橫行全球的疫情蔓延，有人會覺得自己身體好，看媒體報導就相信自身不屬於統計數字上「容易罹患疾病的族群」，因此就大意的忽略掉各種自我保護措施，甚至覺得在還沒出現症狀之前，只要遠離特定族群不接觸，這些麻煩的防範措施都與自己無關。

但是對於周邊的人而言，如果有一個家人在外疏於健康防護，可能因此在外頭透過接觸環境病毒，或是沒戴口罩遭到飛沫傳染，或是觸碰受汙染的物體，這些行為都有可能將病毒黏附在毛髮、衣服、皮膚上，回家之後又在沒有正確洗手的情況下，透

過接觸、擁抱、撫觸等行為，而把病毒傳染給體質較弱的人，這就令人遺憾了！

養好健康、保護自己不受病毒侵襲，應該是全民都要具備的共識。任何一個人對健康體質的輕忽，不只是自己陷入罹患疾病的風險，同時也會擴及家人、社區，甚至連鎖擴散而危及人類。

本世紀初盛行的 SARS、MERS 疫情，以及近來的新冠肺炎 Covid-19，據信都是由野生動物身上的病毒傳染到人類身上，進而引發全人類大恐慌，其源頭都是因為剛開始被傳染的宿主輕忽而擴散。

在新冠肺炎流行期間，歐洲的義大利民族因為生性樂觀、浪漫，覺得沒有東方臉孔出現的地方是安全的，見到戴口罩的人認為就是病毒傳染者而予以唾棄。當局一開始不在乎國際警告而輕忽疫情蔓延，終至成為歐洲疫情肆虐最大受害國。

義大利總理稱「新冠病毒疫情爆發是最黑暗的時刻」，決定全國封城、要國民「在家裡待著」以防堵疫情擴散時，疫情早已因為民眾沒有共識，缺乏完整公衛緊急應變措施，招致全民健康防護網失守。

調節免疫力的蔬果建議

◆ 洋蔥

　　洋蔥含有維生素 B 群和硒，可活化 T 細胞和 B 細胞，維護免疫機能。

　　硒是協助免疫系統正常運作的兩種重要礦物質。缺乏硒可能引起自體免疫的甲狀腺疾病；而硒也是製造甲狀腺荷爾蒙和穀胱甘肽過氧化酶（glutathione peroxidase）的必需元素。如果沒有硒，甲狀腺無法轉換成荷爾蒙，細胞就會被自由基破壞。此外，還可防止因化學物質引起的過敏症狀。經常流鼻水、打噴嚏、眼睛發癢容易過敏的人，多吃洋蔥能夠減緩症狀。

　　洋蔥還有豐富的硫化合物、槲皮素等類黃酮物質，不但可抑制癌細胞，多多食用還可以增強抗癌免疫力；槲皮素、山奈酚結合硫化合物能淨化血管，保持血管彈性，維護免疫力。這些營養素具有強烈殺菌能力，有助減少食物中毒機會。

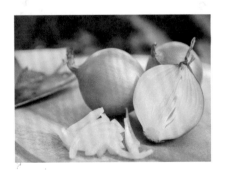

◆香菇

被稱為百菇之王的香菇，富含鐵、鈣、鉀、磷等礦物質。

鉀離子能中和飲食失調所造成的酸性體質，維持血液中的酸鹼平衡，清除血中毒素；硒可以促進新陳代謝、抗衰老；香菇中豐富的多醣體含有雙鏈核糖核酸，可以抑制癌細胞的分裂速度。

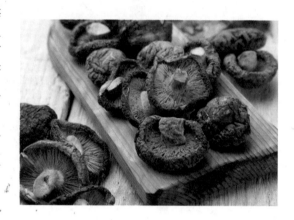

此外，其低脂、高蛋白的特性，可促進食欲、抑制膽固醇吸收和合成；膳食纖維高，有助腸道蠕動，還能抑制脂肪吸收，可以提高抵抗力、降血壓、降血脂，降低血中膽固醇以減少血栓發生，有利體內有毒物質排出。

◆胡蘿蔔

胡蘿蔔含有豐富的 β—胡蘿蔔素，是維持口腔、呼吸道、胃、腸健康的重要營養素。醫學上通常認為讓學童食用胡蘿蔔可以保護眼睛、使眼睛明亮，並且可以輔助治療皮膚過敏、神經過敏、浮腫、哮喘等。

進入體內後，β—
胡蘿蔔素會轉換成對提
昇免疫力很重要的維生
素A，有助於控制肺癌、
胰腺癌。如果把胡蘿蔔
和富含β—胡蘿蔔素的
食物（如甜椒、南瓜、

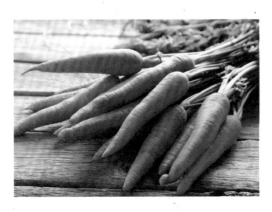

地瓜、金針、黃秋葵）作為日常菜單之一，可以降低中風的危險
性，增強抵抗力。

◆茄子

中醫認為茄子性寒，有清熱消腫、活血止痛的作用。而茄子
中的皂苷能降低膽固醇、血脂，提昇代謝率，預防肥胖；茄子皮
富含的植化素，對抗體內自由基有相當功效；加上含有豐富的維
生素P、植化素也被稱為「血管的
清道夫」，可以增加血管壁彈性，
預防高血壓等疾病；維生素E能增
強細胞膜的抗氧化作用，抵抗有害
自由基對細胞的破壞，防止動脈硬
化及高血壓的產生。

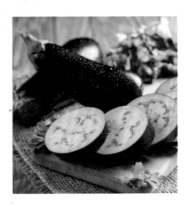

茄子對食欲不振、上呼吸道感

染等有一定食療效果，能緩解老年人咳嗽、氣管炎，而且所含的多醣、鐵、磷、脂肪等物質均與番茄相近，鈣與蛋白質含量均比番茄還要高。

◆ 高麗菜

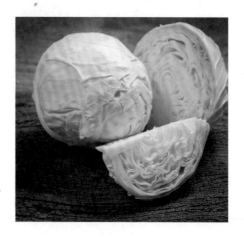

　　高麗菜是血液的清潔劑，也是促進免疫功能的食物，和蘆筍、花椰菜一樣具有抗衰老、抗氧化的功能。

　　高麗菜低卡高纖保護腸胃、可以降低結腸癌發生率；維生素C的含量與柑橘相當，有助提昇新陳代謝、抑制膽固醇的吸收，降低肥胖機率；富含葉酸能提高人體免疫力，在消滅細菌和病毒、預防治療潰瘍方面都有幫助。

　　美國相關研究已經證實高麗菜可以治療潰瘍、痛風、風濕病、眼和耳病、壞血病、哮喘、痛風，癌症等，還能促進免疫系統功能。

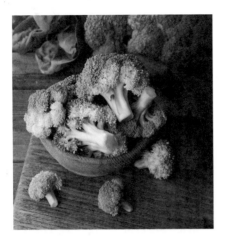

◆ 青花菜

　　屬於十字花科優等生的青花菜，又被稱為綠花椰菜。十字花科是打擊癌症的最佳食材，而內含的蘿蔔硫素可以活化因老化衰退的免疫力，而青花菜芽的蘿蔔硫素含量更是成熟青花菜的一百倍以上。這個營養素可以活化消除致癌物質與活性氧的酵素，也能消滅幽門螺旋桿菌。

　　含有多種植化素的青花菜，還富含抗氧化的維生素 A、C、E（維他命 C 含量是檸檬的兩倍），以及提升代謝力的維他命 B 群和各種礦物質。

◆ 生薑

　　生薑是治萬病的良方，也被稱為上天賜予窮人的最佳良藥。生薑含有維生素 B 和 C，β—胡蘿蔔素和礦物質鉀、鈣、鎂、銅，硒和磷等多種營養，其中

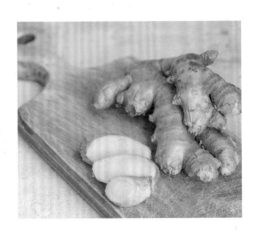

的薑烯酚更能促進血液循環，加速身體代謝醣類和脂肪的速度，有助於減肥、預防心臟病，而 β—胡蘿蔔素和薑辣素，能提昇免疫力。

中醫理論認為生薑可溫潤身體、促進血流、排除體內多餘體液、袪瘀、排毒、促進人體氣血循環，以治療虛寒引發的疾病，並具有抗氧化、抗菌和解毒的作用。

把薑加入食物中使用，能讓人健康地出汗，有助於抵禦細菌和感染。其中的油溶成份含有許多活性物質，可以用來抵禦流感，幫助從飲食中吸收維生素和礦物質，防止病毒造成傷害，有助於減輕頭痛，肌肉疼痛，發燒，虛弱和胃炎等症狀。

◆ 大蒜

大蒜含有磷、鉀、鎂、鋅、鈣和鐵等許多對人體有益的礦物質，內含有機硫化物，被稱為「天然抗生素」。使用時最好先拍打或切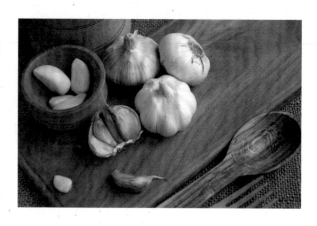碎，讓裡面的含硫化合物接觸空氣，這樣具有殺菌效果的大蒜素

就會被釋放出來。

　　大蒜能夠提昇免疫細胞活性，增強體質預防感冒，還能跟體內自由基反應，達到消炎作用。對於降低高血壓患者的血壓也有重要影響，還可以改善人體內的膽固醇水平，進而降低心臟病的風險。

◆ 四季豆

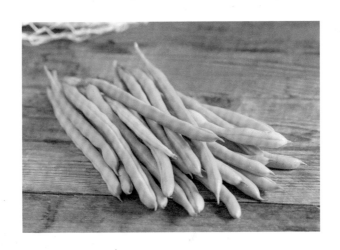

　　四季豆是調節免疫力的「隱藏版」蔬菜，多數人並不知道它含有皂苷、尿毒酶和多種球蛋白等獨特成分，能提高人體自身的免疫力，增加抗病能力。

　　四季豆的膳食纖維是地瓜的三倍，能加快食物通過腸道的時間；而皂苷類物質能降低脂肪吸收功能，促進脂肪代謝，是想要

控制體重的族群的最愛。

豆類富含的皂素能降低膽固醇、抗癌細胞生長、抗發炎，又能促進脂肪代謝。富含維生素 C，是抗氧化劑的重要來源，可有效對抗自由基；多酚花青素能護眼、消除眼睛疲勞；含鉀量高有助控制血壓和心血管疾病；能補充人體缺乏的葉酸、離胺酸，幫助緩解精神壓力；消除身體疲勞、提高專注力，同時能改善疲勞倦怠感；維生素 K 和銅元素有助於治療傷口、維持骨骼強壯。

◆ 山藥

這個蔬菜正如其名，的確是「山中妙藥」。

全穀根莖類的山藥，擁有比甘藷多兩倍的蛋白質，但脂質卻只有甘藷的一半，是不容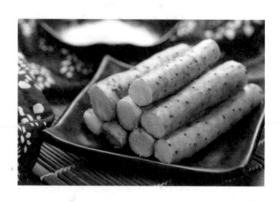易發胖的食材；所含的膳食纖維是白米的十六倍，富含維生素 B_1 和 B_2、C 和礦物質。

山藥富有胺基酸，可以幫助消化，促進腸道蠕動，其中的黏多醣成分，有助於食物在胃腸道中蛋白質與澱粉的分解，適合腸胃不好的人食用。

◆甜椒

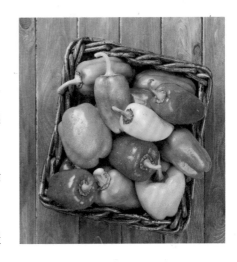

　　甜椒含有維他命 A、B_2、B_6、C、及鈣、磷、鐵、鎂、鉀、鈉、鋅等，也含有植物的化學物質辣椒素、松烯、纖維素。辣椒素可溶解凝血，有止痛作用，還能促進唾液和胃液分泌，刺激腸胃蠕動，恢復體力、提振食欲。

　　此外，其豐富 β—胡蘿蔔素、維他命 C 可抑制致癌物質，並使變異細胞良性化；β—胡蘿蔔素對於增強免疫力和抗衰老有幫助。

　　食用甜椒能使身體發熱出汗，分解體脂肪耗去熱量，刺激口腔唾液腺及胃液分泌幫助消化，還有增強抵抗力、刺激腦細胞新陳代謝的功能。

Part 2
就是要抗發炎

什麼是發炎反應？

　　我們身體是一個巧妙的智慧型平衡機制，隨時會維持在一個穩定狀態。身體中佈滿各種感受器，可以感受到不同的生理、化學、物理變化。正常情況下，只要一察覺有任何刺激變化，身體就會產生發炎反應而開始進行組織修復，以回到穩定狀態。

　　發炎反應的特徵有幾種：紅、腫、熱、痛。會紅是因為血流增加；腫是因為血管壁的通透性會增加，讓液體外滲而顯得組織腫脹。但如果發炎現象發生遍及全身的話，血壓會降低造成休克而死亡，而熱和痛則是與細胞分泌出的前列腺素有關係。

　　發炎反應不只是因為病毒、細菌、黴菌外來微生物造成，**身體裡面的物質也會造成發炎反應。**比如當人受到外部物理性撞擊，如打球撞傷瘀青時，受傷組織跟細胞也會產生危險訊號刺激發炎反應。

　　而生理性如血液中的尿酸如果濃度過高產生結晶，違反身體的恆定狀態，感受器就會發出警報，產生「無菌性發炎反應」，造成局部腫脹疼痛不已的痛風症狀。

　　不管是各式各樣的病毒或是細菌所感染造成發炎反應，當發炎時，走向生理反應的發燒頭痛，只要組織修復就好了；但如果

嚴重發炎卻是以纖維細胞修補時，就會造成很多問題。

　　表面皮膚可見的是留下一道疤，但如果發生在肝臟，發炎之後會造成肝硬化；如果發生在肺部會造成纖維化，肺泡失去功能，無法順利交換氧氣，而造成長期的肺功能損傷。發炎反應如果無法終止，便會形成併發症，請大家務必要重視發炎反應！

心血管疾病是由慢性發炎引起

　　心血管疾病在台灣已經連續二十餘年蟬聯十大死因前三名；而美國心臟學會（American Heart Association, AHA）在二〇一九年期刊上發布的資料也顯示：「美國將近一半成年人患有心血管疾病。」而心臟病也是美國首號死亡病因。這份報告同時指出：「二〇一六年全球主要死於心血管疾病的死亡人數超過一千七百萬人，預計到二〇三〇年將增加到二千三百萬人以上。」

　　根據研究發現，人類的血管失去彈性、逐漸硬化，正是人們年輕時的不良習慣造成長期慢性發炎所致。這默默潛伏在體內的殺手，透過長達二、三十年的時間在血管內持續的發生發炎連鎖反應。

　　有些時候，發炎現象不只是單純的身體受到外力衝擊、出現傷口而引起，也不只是因為生理狀態失衡。若是長期吃下容易導致發炎的食物，免疫系統也會接收到錯誤訊號，讓發炎細胞和領

軍的身體抵禦大隊開始攻擊身體內的細胞。這樣的攻擊現象持續久了，就會開始損傷血管、引發心臟病。甚至改變 DNA，使健康細胞突變成癌細胞。

有些人從年輕時期開始，因為喜愛高脂、高糖、多鹽的西式食物，以及缺乏運動的不良習慣，導致人們容易出現高血脂、高血壓、高血糖等「三高」現象。

這個現象在日本特別明顯，本來以米飯、醬瓜為主的飲食習慣，在年輕一代改以西式餐點為主時，心血管疾病罹病率就提高許多。

三高現象讓血管管壁內皮細胞功能失調，免疫細胞由血液穿過內皮細胞進入管壁，引起發炎反應讓管壁增厚，慢慢的血管就開始硬化；同時脂肪被巨噬細胞吞噬而呈現粥樣變化，在失控情況下，逐漸惡化到管壁上形成粥狀硬化斑塊。這些斑塊破裂後，將導致血小板凝聚和血栓因子凝固，形成血栓堵塞冠狀動脈形成心肌梗塞，或是在腦部造成缺氧性中風。

多數情況下，發炎都是難以察覺，卻毫不中斷的在體內持續發生。看不見的血管硬化和代謝症候群，各個器官也都有可能被各種慢性紅、腫、熱、痛現象侵害。

輕微的發炎現象如毛囊炎、腳底筋膜炎、尿道炎；會因而產生不便的如鼻竇炎、中耳炎、氣喘、扁桃腺炎、高血壓、關節炎、阿茲海默症；而更可能致命的發炎現象如肺炎、心臟病、糖尿病、

肝炎、蜂窩性組織炎等，<u>達到終極等級的發炎現象，就是癌症。</u>

癌症：終極發炎階段

當正常細胞發炎、產生變異時，這些本該發揮正常功能的異常細胞，會以不受控制的方式分裂並嘗試擴散到其他組織，一旦開啟了這個流程，就會形成癌細胞而發生癌症。

這些癌細胞不斷分裂並產生更多異常細胞，在形成小腫瘤時，會利用分泌出來的生長因子和發炎因子繼續助長腫瘤成長，並且吸引發炎細胞到周圍形成一個自我群聚的「腫瘤微環境（Tumor microenvironment）」，將更多內皮細胞和纖維母細胞拉進微環境中，這異常的生理程序會迫使這些本來有助健康的「正義大軍」轉而釋放發炎因子，成為助長癌細胞成長和轉移的幫凶。

發炎現象與癌症的產生，具有極其密切的關連性。就像治安出現警訊沒在意，日後必然會危害到整體居家環境。對於身體出現的各種發炎現象如果不當成警訊而輕忽不在意，也沒想要設法改善的話，可能就會提高癌症發生的可能性。

二〇一一年諾貝爾醫學獎得主是三位免疫學專家，美國的包特勒（Bruce Beutler），盧森堡出生的科學家霍夫曼（Jules Hoffmann）與加拿大的史坦曼（Ralph Steinman），他們從免疫

系統的研究中，發現「人體內細胞核轉錄分子 NF—kB、腫瘤抑制蛋白 P53 失去平衡，而導致發炎」。

　　這學術化的描述，在說明癌症發生的過程前，證實原本科學家已經發現腫瘤附近都會出現發炎現象，正是因為「失控的發炎反應會導致癌症發生」。

　　從這些描述裡，聰明的你應該能夠深刻的體會到：抗發炎是嚴肅且應持續關注的終身議題，打造抗炎體質就是為自己打造不會受到病毒、疾病給影響的全能健康生活，這是讓現在和未來年老的自己都不會受到疾病侵擾的重要任務！

癌症的發生與循環

要了解如何用對方法治療癌症，先要了解這個疾病的根源和發作循環，才能明白治療的原理和手段。

罹患癌症的原因，基本上是控制細胞運作方式的基因變化引起的。導致癌症的遺傳變化可以從我們的父母那裡繼承下來，也可能由於細胞分裂或某些環境暴露對 DNA 的損害而引起。致癌的環境暴露包括物質，例如煙草煙霧中的化學物質、空汙，以及來自太陽的紫外線。

通常體內的細胞存在於特定位置、不會移動，但惡性腫瘤細胞在某些情況下能穿透體內屏障，侵入周遭環境後會破壞四周的組織。在所有類型的癌症中，大抵上都是人體某些細胞開始分裂而不會停止，不受控制地增生（proliferation），並帶侵襲性的持續擴散到周圍組織中。

通常人體細胞會根據需要，生長並分裂形成新的細胞。當細胞變老或受損時就會死亡，讓新細胞取代它們。正常細胞成熟為具有特定功能的殊異細胞類型，而癌細胞則沒有。這是癌細胞持續分裂不停止的原因之一。

當癌症發展時，原來正常細胞正常「成長、分裂、老化、死

亡」的循環過程會出現異常，出現癌病變的細胞會忽略身體發出的清除信號——通常這些信號是為了通知細胞停止分裂，或開始被稱為「程序性細胞死亡（programmed cell death）」或細胞凋亡（apoptosis）」過程的信號。

如前述所言，隨著細胞變得越來越不循正軌，舊的或受損的細胞應在死亡時卻存活，形成老而不死的殭屍細胞 *，而新的細胞則在不需要時形成。這些對身體運作功能屬於多餘的細胞，會持續分裂而不停止，並可能形成腫瘤。

癌細胞轉移難根治

如果醫師診斷出癌性腫瘤是惡性的，這意味著它們可以擴散到或侵入附近的組織。隨著這些腫瘤的生長，這些癌細胞通過血液或淋巴系統轉移到身體的其他部位，並侵入其他身體組織，在新部位增長繁殖形成遠離原始腫瘤的新腫瘤，癌症轉移後便難以獲得控制，並且會一步步在體內擴散，這正是癌症的可怕之處。

與惡性腫瘤不同，良性腫瘤不會擴散或侵入附近組織。但

---

* 殭屍細胞直接翻譯自 zombie cells，是由美國學者 van Deursen 在 2000 年時發現。正常的細胞會在一段時間之後出現生理功能的衰減，包括增殖能力下降、細胞週期停滯、對促凋亡應該不敏感等衰老現象。並且產生細胞自噬依賴溶酶體的分解代謝過程，但如果細胞異常停滯不凋零，就形成殭屍細胞。科學家實驗證明：清除這些不會自動凋亡的細胞可以消除很多老化疾病。

是，良性腫瘤有時可能會很大。以手術方式取出後，它們通常不會長回來，而惡性腫瘤則是在手術後有時會復發。

癌細胞通常還能夠逃避免疫系統，甚至借助於通常可以防止失控的某些免疫細胞，反過來阻止免疫系統殺死癌細胞。

癌細胞的內在能力不只是過度增殖，和抵抗凋亡的功能。要滿足自身的生長，腫瘤細胞要從新形成的血管中得到氧和營養素的供養，這也就是說要能夠影響圍繞細胞成為餵養腫瘤的正常細胞。

有些癌細胞可以誘導附近的正常細胞形成血管，從而為腫瘤提供生長所需的氧氣和營養，還讓這些血管從腫瘤中清除廢物。這都是因為相對活化的癌基因，在刺激血管生成方面能夠發揮關鍵作用。

癌細胞的轉移擴散，往往是造成癌症患者病灶復發致命，以及最難根治的最主要原因。一般而言，癌細胞的轉移擴散必須伴隨著許多生理狀態的改變，在癌細胞完成變異後會分泌大量的蛋白酶（proteinase）以穿透細胞，侵入循環系統中的血管或淋巴管，逃避免疫系統的防護，最後穿破血管或淋巴管到達新的組織器官，再經由大量的增生和血管新生來形成新的腫瘤。

令人難過的是，一旦癌細胞發生轉移現象，多數時候只能運用各種醫療方式嘗試延緩癌症發展。轉移的癌細胞藉由大面積且多點奪取正常組織器官的養分，造成人體正常組織器官功能的耗

弱，最後癌症患者出現不健康的症狀，甚至致命。

　　當前醫學界的研究目標是更深入了解癌症轉移的機制。研究
人員希望從研究癌細胞的轉移點和血液供應，在治療方式上取得
突破。

均衡飲食，避免發炎現象

　　流行病學的調查已經發現，癌症這類「生活習慣病」，都跟運動不足、體重增加、飲食不當有關。在身體出現發炎現象之前，就應該注意避開危險因子，讓身體維持健康的最好方式，除了養成好的生活習慣外，吃進健康的食物是最好的預防之道。

　　特別要提醒大家：所謂的均衡飲食，不只是被動的不排斥市場可以買到、或自助餐廳可選擇的菜色而已，**均衡飲食是必須要「有意識」的主動攝取營養成分。**

　　特別是選擇均衡多樣，「當季」「當地」的天然食材，讓自己能夠主動保有穩定的健康狀態，而非湊巧環境因緣具足，「剛好」把該有的養分都補齊。

　　有哪些營養是維持人體健康最為重要的成分呢？大抵上必須包含優質蛋白質、深色蔬菜、全穀雜糧、季節水果，以及攝取好的油品。食物中加入辛香類料理、食用生薑，也記得補充好菌，甚至利用保健食品來達成完美營養攝取。

◆ 動物性蛋白質

豐富蛋白質是構成細胞的主要成分，尤其是生成白血球和抗體，是維持身體健康必要的食物。

動物性蛋白質的來源如豬、雞、魚、牛等各種肉類；而植物性蛋白主要來自於豆類和豆腐、豆漿等豆製品。素食者、高齡者對於蛋白質的攝取需要特別注意。

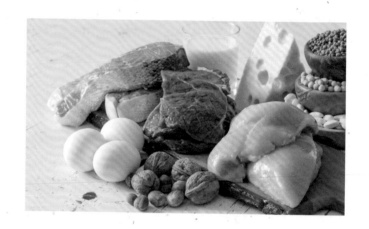

植物性蛋白質
豆類

對素食者而言，黃豆、毛豆等都是容易取得、且富含優質蛋白質、維生素等多種營養素的豆類。

黃豆常被製成豆漿，**是良好的牛奶替代品，建議選擇無糖豆漿比較健康**。一般常見的衍生製品還有豆腐、豆豉、天貝

(Tempeh，印尼一種傳統豆類發酵製成的食物) 等。

其他像是毛豆、鷹嘴豆、豌豆等，一杯煮熟的豆類不僅蛋白質含量與牛奶不相上下，更含有豐富的纖維質。比如只要一杯扁豆，纖維質就可達到每日建議攝取量的一半，而且也已被證明有助腸道好菌生長、可促進消化系統健康等，非常適合素食者。

燕麥片

半杯（一百二十毫升）乾燕麥大約有六克蛋白質，比起其他常見穀物更多，另有四克纖維、大量的鎂、鋅、磷和葉酸。我們可以用燕麥替代白米、白麵等精緻澱粉，也可磨成粉用於烘焙增添美味。

堅果與種子

吃起來香脆的堅果，包括杏仁、核桃、胡桃等，不同品種每二十八克約含有五至七克蛋白質。除含有鐵、鈣、鎂、硒、磷等礦物質，以及維生素 E、B 群外，也有許多纖維和好的油脂。

它們還具有抗氧化功能，以及其他有益的植化物。少鹽、少油、新鮮是挑選的首要原則，最好選低溫烘焙或是未加工的堅果。

藜麥

顆粒小的藜麥是無麩質穀物，富含蛋白質，可以加到電鍋中和白米一起煮熟。每杯煮熟的藜麥，兩百四十毫升就有八到九克蛋白質，其中還含有人體必需脂肪酸 Omega3、纖維質，以及鈣、

鐵、鎂、鉀等微量元素。

奇亞籽

　　每三十五克奇亞籽含有六克蛋白質和十三克纖維，並含有大量的鐵、鈣、硒和鎂，以及 Omega3 脂肪酸、抗氧化劑和其他有益健康的植化物，還可幫助排便。食用奇亞籽時，唯一要注意的是它會吸收水分變成凝膠狀，所以請記得同時要喝足夠的水。

麵筋

　　麵筋是富含蛋白質的食物，由小麥中的蛋白質（麩質）所製成的，每一百克含有約二十五克蛋白質，以及硒、少量的鐵、鈣和磷等礦物質。但因富含麩質蛋白，所以有腸漏現象或麩質敏感的人，應該避免吃麵筋。

螺旋藻

　　一小匙螺旋藻粉（約七克）就含四克蛋白質，可滿足二十二％日常所需的鐵和硫胺素，以及四十二％的每日銅需求量。螺旋藻含有適量的鎂、維生素 B2、錳、鉀，和其他少量的人體必需營養素和脂肪酸。

　　藻藍蛋白是一種在螺旋藻中發現的天然色素，具有強大的抗氧化、抗炎和抗癌特性。此外，有研究發現螺旋藻可增強免疫系統、降血壓，以及改善血糖和膽固醇水平。

◆ 蔬菜

　　抗氧化物質多為植物性成分，是植物為適應環境所產生的生物化學成分，也就是「植物生化素」，簡稱為植化素。

　　如同免疫力在調節均衡下對人體最為有利，各色的蔬菜也都需要均衡攝取。一天至少四到六碗分量的各色蔬菜，富含有益的植化素外，其中的各式維生素、礦物質，也都跟免疫系統調節息息相關。顏色鮮豔的生鮮蔬菜可以生吃，不同色彩的蔬菜可以採取彩虹搭配方式，盡量攝取多種類的蔬果。

　　像是藍紫色食物的茄子，含有皂苷能降低膽固醇、血脂，提昇代謝率，可以預防肥胖；歸屬於紅、橘色系蔬菜的胡蘿蔔、甜椒、南瓜等，富含豐富的 β—胡蘿蔔素，有助於控制肺癌、胰腺癌。如果把胡蘿蔔和富含 β—胡蘿蔔素的食物作為日常菜單

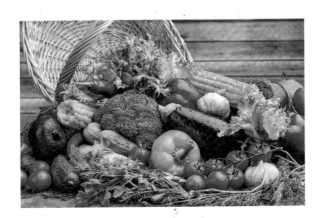

之一，可以降低中風的危險性，增強抵抗力預防疾病；黑色菇類富含多醣體，能幫助調節免疫功能；白色食物像是洋蔥、白蘿蔔、冬瓜、苦瓜等，其中的苦瓜含有豐富維生素 C，對於保持血管彈性、預防高血壓有相當幫助；大量鉀離子也可以有效平衡體內鹽分。

植化素的抗氧化成分能夠清除體內自由基，並阻斷細胞氧化的連鎖效應，中斷 DNA 的氧化變異，保護心血管、預防癌症及延緩老化。

烹煮蔬菜時可以多考慮採用生食、水炒、清蒸、燉煮、涼拌等少油炸方式，越是接近自然風味的調理方式，越能達到養生飲食的效果。例如眾所周知的，攝取多樣蔬果以橄欖油冷拌或烹調，正是地中海地區鮮少心血管罹病率的關鍵。

◆ 全穀雜糧

全穀雜糧類是最主要的熱量來源，華人普遍的主食米飯外，還有燕麥、大麥等食物。**為了維持良好身材，有人選擇不吃飯、麵等主食，殊不知正確攝取全**

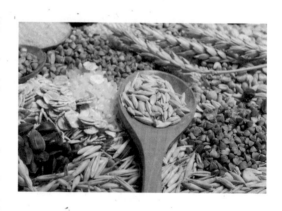

穀類對健康有明確的助益。

事實上，將白米、麵條、麵包、吐司、湯圓、蘿蔔糕、粉圓、等精緻澱粉以五穀雜糧取代後，還能夠因為豐富的維生素 B 和礦物質，而有助細胞增殖、進行氧化和還原作用。

全穀雜糧含有增加抗氧化的膳食纖維外，澱粉裡豐富的維生素 B 群和各種礦物質，如維生素 B_2、B_5、B_6、葉酸對維持細胞粘膜健康，以及製造抗體等免疫功能都有助益。

◆ 水果

水果提供大量的膳食纖維，豐富的植化素對人體具有保護作用，是現代人抗氧化、抗發炎所不可少的要素。富含維生素 C 的水果能夠帶來高度抗氧化力，有助於刺激身體製造干擾素來破壞病毒。

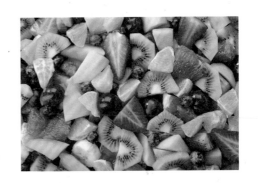

一般熟知的檸檬並不是維生素 C 最高的水果，一顆柳橙含量跟檸檬差不多。其他常見的鳳梨、草莓、奇異果、黃金奇異果、芭樂都含有更高分量的維生素 C。這些水果對免疫系統調節都有相當助益。

水果名稱	維生素 C 含量
柳橙	59mg/100g
鳳梨	78.9 mg/100g
草莓	85mg/100g
奇異果	90mg/100g
黃金奇異果	130mg/100g
芭樂	243 mg/100g
余甘子	300 mg/100g

值得一提的是，國人不太熟知的余甘子（又稱印度醋栗），每一百公克就含有三百毫克的維生素 C，而國際學術研究中也發現余甘子還兼具抗氧化、護肝功能 *。

◆ 油脂類

飲食中的油品是我們必須要注意的，尤其是 Omega3、Omega6 的必需好油，兩者都是人體需要的油脂。因為一般餐廳料理中已經隱含不少 Omega6 的調理，建議主動攝取人體無法自行製造 Omega3 即可。

Omega3 有助於降低體內的「慢性發炎」，讓辛苦的免疫系

---

* Renuka Chaphalkar et.al., "Antioxidants of Phyllanthus emblica L. Bark Extract Provide Hepatoprotection against Ethanol—Induced Hepatic Damage： A Comparison with Silymarin", Oxid Med Cell Longev. 2017; 2017： 3876040.

統有足夠養分不會過勞。建議每週在日常菜單中加入三次的深海魚類，如：鮭魚、鮪魚、鯖魚；吃些堅果類食物；多攝取含有亞麻籽、亞麻仁油，或是紫蘇油等富含 Omega3 脂肪酸的油脂類。

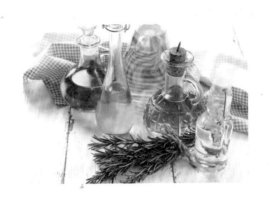

◆ 辛香料類

　　先民開墾時，會食用大蒜、洋蔥、辣椒、韭菜、蔥等辛香類食物，這是智慧的選擇，除了勞累需要重口味可以開胃刺激食欲外，辛香類食物可以殺菌、強化免疫系統。且辛香料類不論生食或熟食，都能對人體健康有不錯的表現。

　　比如每天幾乎都會吃到的大蒜，本身就是不錯的抗氧化劑，還能夠對抗真菌感染，降低被傳染感冒的風險。當流行疾病盛傳時，食用大蒜可以強化健康、提供穩定的健康狀態。一項針對大蒜對膽固醇功效的研究，從病人自填問卷發現，吃了大蒜萃取物

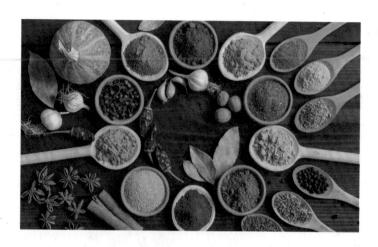

質之後，感覺不疲倦、不焦慮、不易發怒。

　　經過切碎或是拍打的大蒜，可以讓硫化物接觸空氣以釋放大蒜素，這是殺菌最好的強效因子，並且可以調節免疫力，在季節轉換的敏感時期，保護身體不受感冒侵襲。

　　或是也很常見的生薑，常被大廚作為去腥、提味的良方，入菜可以讓人以健康方式出汗，有助於抵禦細菌和感染。日常容易接觸到的大腸桿菌、沙門氏菌和念珠菌，遇上有抑菌效果的生薑就會降低危害。

　　其中富含的薑辣素可以抗菌、抗發炎、抗氧化，減少呼吸道感染；所含的薑烯酚能促進血液循環，加速身體代謝醣類和脂肪的速度，有助於減肥、預防心臟病等，好處多多。

◆ 其他類

　　其他像是益生菌，是對人體有好處的多種微生物的統稱，食用後可以定殖在大腸內，產生幫助保持順暢、維持菌種平衡、發揮有益作用的功能。透過食用優酪乳或是優格，可以改善腸胃道健康，調節免疫功能。

　　當然，也要多攝取蔬果、全穀根莖類等，這些膳食纖維和寡糖都是好菌的食物，能夠幫助腸道內益生菌的生長。

　　但現在人常因為工作忙碌而無法自己準備料理，此時，選擇好的保健食品作為營養補充劑也是不錯的保養方式。

　　儘管保健食品能夠促進健康、減少危害，但是應該要有個正確認知：保健食品不是萬靈丹，不能取代醫師開立的處方藥劑，不能把服用保健食品作為治療疾病的替代方案。對於未經證實的口語宣傳產品，絕對要謹慎選擇。

　　選擇可以信賴的大品牌、通過政府相關單位認證的保健食品，對其產品含有的成分加以認識分析，或是直接諮詢專業工作人員，明白自己真正所需的營養成分，並且以品質優良且濃度足的保健食品為優先考量。

　　當然，不論是保健食品，還是輔助品，最好仍盡量以好的食材為「食療」來源，讓自己的體質像小樹苗長成大樹般扎實，才

是抗發炎的最佳方法。

攝取正確油脂，抗炎不發胖

　　現代人重視保健，也重視外表，但有些人因為對健康觀念認知不足，總覺得減少油脂就能擁有苗條身形。但**事實上，生活裡不少嚐起來美味的食物內含許多隱藏的油脂**，若不注意飲食習慣，可能會在無意識下攝取了各式脂類。

　　比如大部分加工食品和速食，為了成本考量或是增添美味，可能就使用了攝取過量會對身體造成損害的油品。當你可能困擾用盡方法都瘦不下來、整天都覺得疲勞沒精神、注意力無法有效專注時，不妨回頭檢視一下自己的飲食習慣。

　　上班族為了偷懶省時間，就近選擇辦公室附近的便利商店輕食、速食店的炸雞，配上提神飲料就是填飽肚子的一餐。沒想到其中咖啡裡的奶精、三明治裡的美乃滋、作為點心的洋芋片、宵夜的泡麵，這些美味的食品中富含的油脂成分，就這樣被忽略而輕易入口。

　　我再強調一次：「蔬果和正確的油脂是最佳的抗發炎食物」，大家務必多吃蔬菜、多吃好油，才能夠避免體內各種慢性發炎現象影響健康。

多吃蔬果很容易說服人，因為來自大地營養的健康觀念已經深植人心。但是<u>油脂可以抗發炎</u>，這對於一些年輕人來說，可能會覺得吃油不是會增胖嗎？怎麼能夠帶來健康呢？這在近年來出

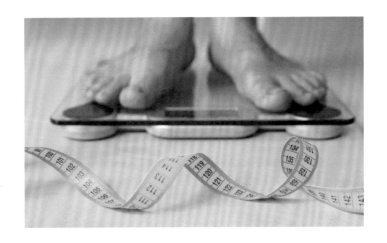

現的油品安全問題下，民眾因驚恐無良廠商恣意危害食安，專家同時提出油品對健康意義的觀點主張，總算讓人們更為關注如何選擇「好油」這個議題了。

　　面對市面上出現大量標榜健康的油品，如橄欖油、南瓜籽油、亞麻仁油、椰子油、芥花油、玄米油、葵花油、苦茶油、不飽和調和油、酪梨油、蔬菜油、葡萄籽油等令人眼花撩亂的多樣性選擇，如何挑對正確的食用油，是家中食材採買者必須嚴肅面對的課題。

　　所謂的油脂，嚴格來說可以分成植物性與動物性兩類，一般

說的「油」是指植物性油和魚油，在常溫下會呈現液態的就稱為油；而所謂的「脂」則常指動物性油以及椰子油、棕櫚油，在常溫會呈現固態的飽和脂肪。

植物性油脂通常是從種子、胚芽、果肉等萃取出來的成分，含多元不飽和脂肪酸，也因為受到體溫和流動性的影響，比較不容易在人體內堆積成內臟脂肪；但動物性油脂來自於動物體內脂肪成分，與人體組織成分相近，攝取過量則容易堆積於體內，轉換成體脂肪，若是過量，就會產生肥胖問題。

油脂功能大不同，均衡最重要

油脂包含了不同的脂肪酸，我們常聽到的「飽和脂肪酸」存在於奶油、豬油、牛油、椰子油中。從化學角度來看，飽和脂肪酸屬於介質，是不活躍的狀態，飽和脂肪酸正如其名，因為已經飽和，與其他分子不會產生反應，並且還能作為中間介質，連接兩種物質產生新的作用。

「不飽和脂肪酸」存在於植物油和魚油。化學結構則是帶有雙鍵，因為具有活性，在提供人體能量之餘，還能促成內部新陳代謝。不飽和脂肪酸進一步細分，可以分為「單元不飽和脂肪酸 Omega9」「多元不飽和脂肪酸 Omega3、Omega6」。人體可以自行製造出 Omega9，屬於較不易氧化而且較安定的一種；

Omega3、Omega6 因為人體無法自行製造，也被稱為必需脂肪酸。

　　我鼓勵大家在早餐時吃些堅果，或是酪梨、芝麻和橄欖油等富含不飽和脂肪酸食物，可以改善身體已經出現的發炎現象，有益於促進健康。而同屬必需脂肪酸的 Omega3、Omega6 因為日常飲食的內容差異，在多數情況下，前者是我們更需要「刻意」攝取的脂肪酸。

　　Omega6 功能主要是製造細胞膜和荷爾蒙的材料，能夠保護細胞結構外，也能調節代謝，促進免疫反應發生。其中所包含的亞麻油酸成分具有肌膚保濕等護膚效果，也是兒童發育不可或缺的脂肪酸。但如果攝取過量的亞麻油酸，反而會引發異位性皮膚炎、氣喘、花粉症等過敏性發炎症狀，在持續誘發發炎反應等特性作用下，可能會造成身體負擔產生心血管疾病。

　　Omega3 脂肪酸的代謝，能產生具有抗發炎效果的前列腺素；Omega6 脂肪酸代謝則是對應產生啟動發炎及凝結效用的成分，兩者的功能剛好是互相平衡，Omega3 脂肪酸與 Omega6 脂肪酸達成比例均衡才能促成人體健康。

　　只是，現代大量食品都使用了 Omega6 脂肪酸，不經意的情況下就會攝取過量，而人體需要等比例攝取的 Omega3 脂肪酸則相對缺少，甚至可能出現飲食裡的 Omega3 與 Omega6 比例為 1：30 的嚴重失衡現象，如果能夠攝取 Omega3 含量高的脂肪酸，

就可以扭轉 Omega6 偏重的比例，改善容易發炎的體質。

Omega3：發炎滅火器

Omega3 脂肪酸多存在於深海魚類和藻類中，能夠預防血管堆積物的產生，降低身體不正常發炎的情況，改善皮膚過敏與乾眼症，具有抗發炎的效果。其中對人體有利的成分如魚油富含的 EPA、DHA，以及植物油裡富含的 α—亞麻酸（Alpha linolenic acid，簡稱 ALA）。

EPA 有助於降低血液黏稠度以保護心血管組織；DHA 對於腦部、心臟、神經系統、腎臟及眼睛的機能運作有助益。ALA 必須經過去飽和酵素，以及延長酵素轉變成 EPA 及 DHA 後，才具有抗發炎、抗腫瘤、抗過敏的生理效果 *。

要了解攝取植物油內含 ALA 對身體有什麼好處，就得先明白人體發炎的原理和疼痛發生的原因。

發炎現象是體內不同化學物質交互作用下的產物，其中最重要的影響因素是前列腺素 **，一旦身體受傷或出現紅腫熱痛的發炎現象時，人體細胞會立刻生成前列腺素 E2（PGE2）。這「快速打擊部隊」進駐發炎部位，攻擊並消滅入侵的細菌，同時還能進行細胞修復作用。然而，雖然是為了抵禦外侮而生，卻也會攻擊自身正常的組織。如果細胞持續釋放 PGE2 不停止，傷口就會

像被炙熱火花持續燙到卻無法移開，讓身體疼痛不止。

製造保護身體的 PGE2 原料來自於脂肪，特別是肉類和烹調時使用的油脂。當人們吃下這類食物時，其中的脂肪就會儲存在身體細胞外層薄膜「待命」，這些脂肪一待下來就會停駐堆積形成肥胖因子，累積多了，外型發福的同時，<u>這些脂肪也在等待時機變成引起發炎的危險物質</u>。

所幸萬物總有對應的平衡機制，前列腺素 E3（PGE3）對於紅腫熱痛的發炎現象具有澆熄抑制的作用。當我們攝取含有 Omega3 成分的油脂時，會轉化成 PGE3 發揮抗發炎的作用。

人們面臨疼痛時，常常會使用止痛藥劑來紓緩症狀。像是肌肉發炎、肌腱發炎、退化性關節炎、類風濕性關節炎、痛風、坐骨神經痛等，醫師都會開立可以止痛的藥物處方，這些止痛藥的主要作用，就是在抑制發炎反應而減少疼痛。

一般常見的阿司匹靈止痛藥，是藉由抑制組織持續發炎來抵抗疼痛，但這類藥物常伴隨著副作用，而且不能完全緩解疼痛，有時候還會堆積在體內造成負擔。如果平常就攝取含有 Omega3

---

* DHA 是大腦細胞的重要部分，而 ALA 通過肝臟代謝成 EPA 和 DHA，其量可根據人體代謝需由肝臟調整，不會干擾人體固有的代謝過程。

** 前列腺素（Prostaglandin，簡稱：PG）

的食物，便可以降低發炎機率，進而減少慢性疾病的發生率。

ALA 好處多

當我們說要吃好油時，大家都會先想到來自海洋魚類的 Omega3。但因為近年來重金屬汙染對生態環境造成的傷害相當大，對生活其間的魚類危害也大。大家選擇攝取魚油時，難免會有所猶豫。

重金屬是最常見的工業水體汙染源，在體內不僅不易代謝且難以排出體外，魚類的組織器官中常可以檢驗到殘存的汙染成分，食用海魚的人們自然也將這些重金屬汙染給吃下肚。

食物鏈層級越高的大型魚類，越容易在體內持續累積汙染。如果想要以魚油作為營養補充品，請選擇以小型深海魚製造的魚油，會是較好的選擇。

如果擔心吃太多深海魚產品恐有吞下汙染的疑慮，可以選擇以含有 ALA 的植物油作為攝取來源。研究證實，來自一般人熟悉的亞麻仁油、紫蘇油、核桃、黑種草籽油、菜籽油等植物油脂，因為含有較高量 ALA 而有助於降低急性心肌梗塞的發生 *。

---

* Sun Y et al., Plasma α—Linolenic and Long—Chain Omega—3 Fatty Acids Are Associated with a Lower Risk of Acute Myocardial Infarction in Singapore Chinese Adults. The Journal of nutrition, jn220418

Part 3
神奇的黑種草籽油

流傳數千年，被祝福的種籽

　　黑種草 * 出現在各種書籍、網頁媒體，甚至是學術論文時，常常被引用作為介紹的開場故事，是出現在伊斯蘭教《聖訓》所記載，提到先知穆罕默德的智慧語言：「使用黑種草（black cumin），可以治癒死亡之外的所有疾病。」**，說明這植物對於健康的積極效用，幾乎就是能夠醫療普天下所有的疾病。

　　在舊約《以賽亞書》中也發現了黑種草的記載：「當他把它的表面弄平時，他不播種黑孜然⋯⋯因為黑孜然沒有用脫粒的大槌⋯⋯但是黑孜然用棍棒打⋯⋯」***。

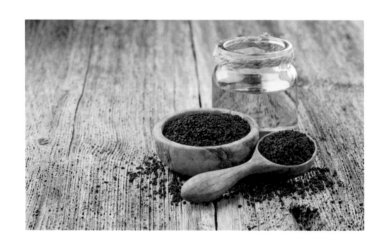

黑孜然就是黑種草的諸多別名之一，這兩部流傳悠久的宗教經典記載，都顯示華人不太熟悉的黑種草在世上已經存在幾千年。人類使用黑種草的歷史相當悠久，一項考古發現，大約西元前兩千年左右生產的土耳其燒瓶中，就發現一些黑種草籽，可以知道在四千年前遠古時期，這個植物已經是先民生活中的一部分。

　　古埃及人使用了黑種草籽，並將其描述為治療問題和疾病的靈丹妙藥。而一九二二年在埃及挖掘出來的古物中，考古學家發現：西元前一三二三年過世的圖坦卡門法老陵墓，裡頭也放著黑種草籽。

　　古埃及傳統上都會把最好的寶物留給死去的王者，據信這是為了讓這位體弱多病、年紀輕輕即夭折的法老王復生時，可以因為準備了黑種草籽，而擁有優雅靈魂與健康體魄。

　　或許有人會對黑種草籽出現在遠古器皿而感到疑惑，會猜測這或許是自然風吹落到墓室而留下的巧合？

　　事實上，寫於公元前一五五〇年的埃及醫學書籍《埃伯斯草

---

* 　Nigella sativa

** 　原文出現在 Saheeh al—Bukharee 7：591 原文提到大意說的是：This black cumin is healing for all diseases except Death.

*** 　以賽亞書 28：25,27 NKJV, 原文為： When he has leveled its surface,Does he not sow the black cummin….For the black cummin is not threshed with a threshing sledge,…But the black cummin is beaten out with a stick,...

紙醫典》（*Ebers Papyrus*），詳細記載了七百種不同植物物種用於治療的目的，這證明刻意放在容器中的黑種草，自有其神祕用途。

黑種草在各地獲得諸多稱譽，並見諸經典史籍，如西方醫學之父希波克拉底（Hippocrates），他使用黑種草籽作為修補肝臟和治療消化系統的藥方。西元第一世紀時，古羅馬時期的希臘醫生與藥理學家迪奧斯科里德斯（Dioscorides）稱：「黑種草籽可用來治療頭痛、鼻塞、牙痛和腸道蟯蟲。」由此可知在古老時期時，這個植物作為藥用是被專業權威者肯定的。

正如同黑種草的古老拉丁文 Panacea（萬能藥）帶有的神奇意思一樣，這個植物也在不同地區各式古老醫學典籍中出現，記載了各種被應用過的治療方式，包羅萬象的文字描述，在在令研究者感到讚嘆！

在阿拉伯海灣地區實行的傳統醫學體系中，建議將黑種草用於多種疾病，包括：發燒、咳嗽、支氣管炎、哮喘、慢性頭痛、偏頭痛、頭暈、胸部充血、痛經、肥胖、糖尿病、麻痺、偏癱、背痛、感染、炎症、風濕病、高血壓和胃腸道問題，幾乎包含人體內科、外科、婦科、胸腔科、骨科、心血管科、風濕免疫科、新陳代謝科等不同領域，都可以運用黑種草的神奇功效來輔助治癒。

即使在醫學發達，對於各種藥材都廣泛深入研究出功能的現

代，都不曾有過第二種藥草，曾被宣稱過同時擁有如此多領域的療癒效能。

在印度獨特的阿育吠陀醫學植物系統資料庫 * 中，記載黑種草被作為藥草使用已經有好幾個世紀，主要用途在於哮喘、糖尿病、高血壓、發燒、炎症、支氣管炎、頭暈、濕疹和胃腸道疾病，同樣也是包含了不同領域，還多了皮膚科應用範圍。

在中醫體系中也可以找到相關的紀錄，並且稱之為「維吾爾族習用藥材」，取其乾燥成熟種子，主治「月經不調、經閉、乳少、水腫、尿路結石、頭暈耳鳴、鬚髮早白、咳喘、疥瘡、白癲風。」

神奇植物，用途跨越民生與醫學

這個見諸各地醫學典籍，被認為有諸多藥效的神奇植物，屬於毛茛科茴香花植物，具有細密的葉子和淡藍色或白色的花朵。

隨著果實成熟，植物的莖高達二十到三十公分。黑種草籽藏在由許多白色三角種子組成的果莢。果實膠囊成熟後，就會打開，裡面的種子暴露在空氣中，變成黑色。

---

* 　Database on Medicinal Plants Used in Ayurveda

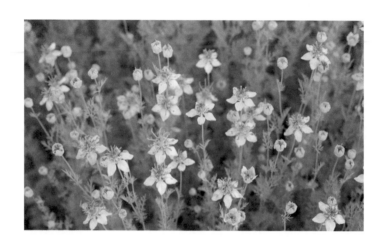

　　黑種草籽是小顆粒，具有粗糙的表面和油白色的內部，類似洋蔥種子，也因此在一些地方會被稱為黑洋蔥。黑種草籽看起來並不太起眼，聞起來沒什麼味道，只有在摩擦種子時才會產生帶胡蘿蔔和奧勒崗 * 香草氣味，鬆脆的質地嚼起來味道苦，帶著些許胡椒味，卻又可以感受到一點煙燻味和洋蔥燒焦的味道。

　　原產於南歐、北非和西南亞的黑種草，經過幾世紀的流動，已經在俄羅斯、土耳其、埃及、阿拉伯、阿曼、衣索比亞、中東、遠東、印度、孟加拉、法國、德國和地中海盆地廣泛種植。黑種草在埃及、敘利亞、土耳其和巴爾幹等國家也可以找到野生品種。

　　作為一般性用途，黑種草籽在歐洲被拿來作為泡茶調味香料，也是普遍使用的食材之一，常加入麵糰製成味道獨特的麵包；印度人將黑種草籽作為蔬菜料理和醬料的祕密武器，是燉羊肉和

一些蔬菜、豆泥糊、甜酸醬中的重要配料；阿拉伯則是加入糖漿製造成糖果。上亞馬遜網站搜尋，還可以買到結合黑種草配方的蜂蜜。

孟加拉菜系常用的五香配方，就是用「小茴香、黑芥菜、葫蘆巴豆、黑種草籽和茴香籽」五種香料混合而成，是因為黑種草而產生特殊風味。

對於華人而言，這看似不起眼的混合調味料下鍋之後隨手一炒，撲鼻而來的香味，著實就是濃郁的印度料理香氣，略帶苦澀的溫潤口感，是刺激食欲的最佳良伴。

更重要的，從這五香配方的組合成分不只具有調味功能，富含膳食纖維、鎂、Omega3 脂肪酸，還有豐富的鐵、鈣、鋅、錳、蛋白質和其他抗氧化成分，既可以幫助消化，還能強化免疫系統。對當地民眾而言，如此飲食習慣可以增加抵抗力，作為補充營養的重要來源。

---

* Oregano 又被稱為披薩草、山薄荷，具有翠綠清新，愉悅身心特性，可以直接泡熱水飲用。最早應用在義大利麵料理配料上，也適合作為台灣蛋餅的佐料。

聖訓記載,其來有自

雖然黑種草籽首次見諸經典是伊斯蘭教的《聖訓》,而且盛行於伊斯蘭世界的民俗醫學,但是《聖訓》記載說的是「這個黑種草籽可以治療所有疾病」,而非黑種草籽榨出來的油＊,那麼是否坊間多數的記載都過度解讀,將兩者混為一談?

就像吃魚和攝取魚油、吃橄欖和使用橄欖油、吃椰子和使用椰子油是兩回事,連沙拉油帶給人們的益處,根本就與大豆有差異,在這個邏輯下,黑種草籽的益處跟人們使用的黑種草籽油是否不同呢?

這個質疑並非無來由,也不是對伊斯蘭經典的冒犯。事實上,一個致力研究穆斯林生活行宜的 mission islam 團體在網頁的討論上,主動對信徒提出這樣的省思:「是否世人給予過高評價呢?」在這個網頁上提出令世人省思的議題同時,他們也對這個問題提出理性解答。

團體的學者認為,回歸到阿拉伯語源頭來看,《聖訓》所指的是「有助於治療每種疾病的益處」,從醫學的角度來看,<u>黑種草貢獻給這些疾病的療法是「有助於」完全治癒的益處,而不是僅僅靠它們本身就是完全治癒。</u>

例如黑種草籽可以增強免疫系統,如果免疫系統因此得到增強,身體自然也可以抵抗疾病。這樣的說法,在現代醫學的研究

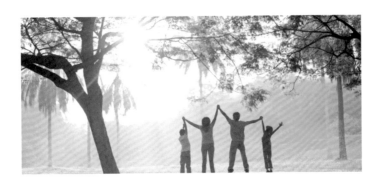

中已經得到證實。

　　另一方面，如果單一疾病的治療有其主要用藥，但加入其他的輔助性療法，或是利用類似中醫理論所強調的「藥引」，能夠發揮協同作用讓患者經過一連串直接、間接反應而獲得治癒，這也是「有助於治療」的概念。這個協同作用在應用於乳腺炎的治療上，確實發現有其輔助效果。

　　究竟是什麼成分讓黑種草籽可以具備如此醫效呢？神祕的黑種草籽油又是如何在幾千年來被人們如此稱許呢？在上世紀中，一份埃及的學術論文終於揭開謎底，加上後續上千篇的學術論文研究，人們終於明白，原來黑種草籽所萃取出來的主要成分百里醌（Thymoquinone，簡稱 TQ），正是一切疑惑的解答。

---

* 　原文所提到的是： 阿提克來拜訪他，對我們說：「用黑孜然將他搗爛。取五到七粒種子壓碎（將粉末與油混合）」（Atiq came to visit him and said to us, "Treat him with black cumin. Take five or seven seeds and crush them （mix the powder with oil）），用的是黑種草籽粉末調油，而非黑種草籽榨出油來使用。

黑種草籽油，他們這麼用

　　黑種草籽油從埃及、中東流傳到世界各地後，民間百千年累積下來的使用心得，各國都衍生相當多沒經過學術認證的「民間療法」，足以緩和大大小小的病狀。

　　在一些偏遠缺乏醫療資源的地區，黑種草籽油多少讓一些身受疾病所苦的百姓覺得有所改善。這些流傳坊間的療效與用法等資料，都被一些傳遞穆斯林觀點的專業網站給忠實記錄下來。

　　從嚴謹的現代醫學觀點來看，這些令人稱奇的療效在未獲科學檢驗或是醫療理論認證之前，都只能以參考性的「民間偏方」來看待。

　　但若是日後這些記載能夠適時啟迪下一代醫學研究者，從歷史紀錄去找出可能的醫療途徑，針對相關領域研究加以謹慎驗證，或是以「傳說的療效」作為藥理學開發之基礎，找出嚴謹實驗室所忽略掉的方向，便值得記錄在本書中，期待未來的醫學研究者可以進一步思考。

民間流傳用法

◆ **哮喘和支氣管問題**

流傳地區：遠東、中東和
馬來半島

使用方法：在咖啡中混合
一茶匙黑種草
籽油，每天兩

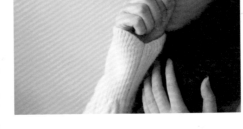

次。晚上用黑種草籽油塗抹胸部，並在熱水中滴入
幾滴油，以吸入黑種草籽油的蒸氣。

◆ **乾咳**

流傳地區：中東和北非

使用方法：將一茶匙黑種草籽油混入咖啡中，每天服用兩次。
同時要用黑種草籽油擦拭胸部和背部。

◆ **背痛和其他風濕病**

流傳地區：中東和馬來半島

使用方法：稍微加熱少量黑種草籽油，然後抹在劇烈風濕區域
上，讓黑種草籽油被皮膚完整吸收。每天三次，每
次喝下一茶匙量的油。

◆ 糖尿病

流傳地區：印度

使用方法：混合一杯全黑種草籽，一杯豆瓣菜或芥末籽，半杯
　　　　　石榴皮和半杯燻製食品，將混合物研磨成粉末。
　　　　　早餐前每天都服用半茶匙混合物和一茶匙黑種草籽
　　　　　油，使用一個月以上。

◆ 腹瀉

流傳地區：印度和中東

使用方法：將一茶匙黑種草籽油與一杯優酪乳混合，每天喝兩
　　　　　次，直到腹瀉的症狀消失。

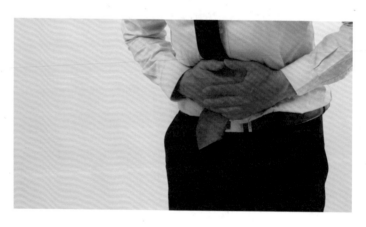

◆ 咳嗽

流傳地區：阿爾及利亞

使用方法：將黑種草的種子烤過之後，拌入草籽油脂一起服用。

◆ **高血壓**

流傳地區：印度

使用方法：1. 將任何飲料與一茶匙黑種草籽油混合，每天早晨
　　　　　　隨著早餐吃下兩片大蒜。

　　　　　2. 每隔三天用黑種草籽油擦拭全身，並曬太陽半小
　　　　　　時。以上兩步驟需重複操作一個月。

◆ **脫髮**

流傳地區：印度和中東

使用方法：用檸檬擦過頭皮，靜候約十五分鐘後洗淨頭髮並吹
　　　　　　乾，再將黑種草籽油滴到頭上並確實按摩到頭皮
　　　　　　中。治療期間，同時要喝一茶匙混合在茶或是咖啡
　　　　　　中的黑種草籽油。

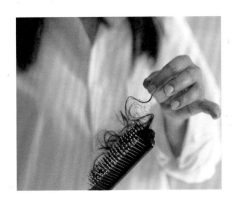

◆ 乾草熱

流傳地區：中東

使用方法：混合一湯匙黑種草籽油和一杯檸檬汁，每天服用兩
　　　　　次，直到症狀消失。

◆ 懶惰和疲勞

流傳地區：土耳其

使用方法：每天早晨喝下一湯匙黑種草籽油和一杯純橙汁，至
　　　　　少持續十天。

◆ 增強記憶力

流傳地區：中東

使用方法：一茶匙黑種草籽油與一百毫克煮熟的薄荷混合，至
　　　　　少持續使用十五天。

◆ 神經緊繃

流傳地區：印度

使用方法：將一茶匙黑種草籽油混入一杯茶或咖啡中，每天服
　　　　　用三次。

◆ 性無能

流傳地區：歐洲和中東

使用方法：將二百克黑種草籽磨碎成油，取一百克橄欖磨成油。

將黑種草籽油、橄欖油和兩百克純蜂蜜徹底混合
後，每餐後服用一湯匙。

◆ 潰瘍

流傳地區：印尼和印度

使用方法：在火上烤黑種草籽。將它們與鳶尾油、指甲花植物
　　　　　油或樟腦植物油混合製成藥膏，然後將其塗抹在潰
　　　　　爛的傷口上。之後將手洗淨，再用醋治療。

◆ 頭痛

流傳地區：一般

使用方法：用黑種草籽油擦拭額
　　　　　頭和耳朵附近的側
　　　　　臉，並用繃帶包紮頭
　　　　　部。早餐前也應服用
　　　　　一茶匙黑種草籽油。

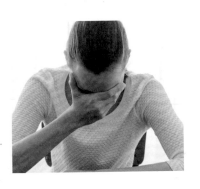

◆ 健康生活

流傳地區：一般

使用方法：為了保持良好的健康狀況，每天服用一茶匙黑種草
　　　　　籽油和一茶匙純蜂蜜。把它們混在一起食用，口味
　　　　　更好。

◆ 健康膚色

流傳地區：一般

使用方法：將一湯匙黑種草籽油與一湯匙橄欖油混合後塗在臉上，並放置至少一個小時後，再用肥皂與水清洗乾淨即可。

◆ 肌肉疼痛

流傳地區：一般

使用方法：用黑種草籽油按摩疼痛區。

◆ 流感和鼻塞

流傳地區：一般

使用方法：在每個鼻孔中滴三到四滴黑種草籽油，可以緩解鼻塞和感冒。

◆ 頭髮灰白

流傳地區：一般

使用方法：定期用黑種草籽油按摩頭髮，可以防止頭髮過早變白。

◆ 睡眠障礙

流傳地區：一般

使用方法：將一湯匙黑種草籽油與蜂蜜混合在任何熱飲中，晚
間服用。

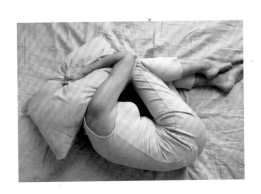

◆ 牙痛和牙齦

流傳地區：一般

使用方法：首先用醋煮黑種草籽，之後加入黑種草籽油。用這
種配方沖洗口腔，以幫助牙齦健康和緩解牙痛。

百變黑種草的浪漫花語

在伊斯蘭世界揚名數千年的黑種草，隨著戰爭導致民族遷徙、商賈貿易輸送而產生文明跨境傳播，這個神奇的植物被更多人廣泛知曉。或者因為療效顯著，或者因為香氛如此特殊，黑種草在不同文化站穩腳步後，便會增加一些讓當地人容易辨識的通俗名稱。

有的命名是因為它的外觀，有的則是因為它的功效而稱呼。古老的拉丁語中稱黑種草是 Panacea，這意義就是讚許黑種草具備的療效能夠 cure all（治癒一切）；在阿拉伯語中則是因為出現在《聖訓》，而稱為 Habbah Sawda 或 Habbat el Baraka，譯作「祝福的種子」；在印度，則是沿用一九五九年第一位科學家分析出的物質，直接引用稱為 Kalonji。

因外型和傳統使用的香料類似而加上顏色命名的，如黑孜然、黑香菜、茴香花、肉荳蔻花、羅馬香菜、小茴香，都是較為知名的俗稱。

在花藝界，黑種草因為外觀獨特，而被稱為「灌木叢的魔鬼（Devil in the bush）」，或是「衣衫襤褸的女士（Ragged lady）」。

相對的，喜愛藏身在花叢裡姿態嬌媚的神祕模樣，彷彿是嬌羞的女士在迷濛氣候中靜謐緩步行走搖晃身姿的身影，人們給這植物一個浪漫的暱稱：「霧中的愛（Love in a Mist）」。

要讓這種聽起來柔弱浪漫的花卉在花園裡成長並不難，黑種草對於土壤沒有特別的偏好，間隔灑在泥土上，再覆蓋上一層薄薄的土壤便行。這是種耐寒的植物，只要秋天播種在排水良好、陽光充足的地方，到第二年天氣回溫的春天時就會開花。

如果生長在肥沃的土壤中，黑種草花朵會開得更為美麗。這也就是為什麼生長在埃及尼羅河畔的黑種草，在經過河水氾濫帶來肥沃的黑土生長環境中，結出來的草籽品質會特別好的原因。

黑種草花與葉的姿態都十分優雅，在含苞時枝莖上像是成堆的鼓脹氣球等著揚空飛高，球上還有一條條香檳色條紋點綴著。花季盛開時綻放的藍色、白色、粉色花蕊，在扇形交織的葉子襯托下，呈現出迷濛的美麗色彩。

多情的詩人賦予意義說這是霧中的愛，散發「迷惘困惑、無盡思念」的花語，好像是遠距戀愛的情侶間，對彼此是否能夠忠誠相守的遲疑糾葛與徬徨愛戀的矛盾心情。

法國人對黑種草情有獨鍾，還暱稱它為「灌木叢裡的魔女」「蓬頭淑女」「維納斯的頭髮」。這是因為鄉間常見路邊或是橄欖樹下不經意長出一片黑種草，看似平地冒出的成簇花團王國。

花姿貴氣逼人，備受呵護

因為葉子輕巧、稀疏且凌亂，形成朦朧的翠綠，淺藍色的花朵就像皇冠一樣，而五根極其細長的雌蕊又如華麗衣袍裝飾，細心頂高輕柔呵護，周遭的莖葉就像臣服的百姓擁簇身側。

花藝界認為這是具備權威感和領導力的植物，而關於「霧中的愛」這美麗的花語，從一個跟「執著的愛戀、執著付出」有關的影劇新聞中，大家會有更深刻的印象。

喜歡 HBO 熱門電視劇《冰與火之歌：權力的遊戲》的讀者，飾演的基特哈林頓與蘿絲萊斯莉兩個人，在現實中卻是相知相惜，在劇中糾葛對戲六年後，在二〇一八年已經修成正果，他們在蘇格蘭結婚時，劇中所有演員都穿上禮服現身，彷彿是《冰與火之歌》番外篇真實上演，而新郎身上的胸花和新郎的捧花就是黑種草。

對應這對佳偶愛情長跑的歷程，以及在劇中的情節起伏，「執著付出的愛情外」，黑種草花語所言：「放下權力鬥爭與操控，讓愛長久存在、讓愛的力量消除所有紛爭與隔閡。」彷彿正是這場婚禮中璧人配戴花語所傳達出來的精神。

百里醌造就的黑種草奇蹟

　　黑種草籽已經在人類歷史上流傳三千年以上，但直到一九五九年由埃及 Muhammad Dakhakhnî 博士領導的團隊研究，生物醫學界才開啟對黑種草種種功能的科學驗證。當時，科學家將從植物中提取出的成分定名為 kalonji，並且注射到實驗動物上，發現不僅具有擴張支氣管的功能，並且注射入體內後，對生物並沒有不良的副作用。

　　在此之前，科學家對黑種草的研究，僅止於成分分析。一八八〇年，一份對黑種草的研究[*]中，學者受限於當時的技術，僅約略分析出包含油、蛋白質、碳水化合物等成分。

成分	%範圍（w／w）
油	31–35.5
蛋白質	16–19.9
碳水化合物	33–34
纖維	4.5–6.5
灰	3.7–7
皂素	0.013
濕氣	5–7

---

[*] H.G. GreenishContribution to the Chemistry of Nigella sativa,Pharmac J Trans, 10（1880）, pp. 909—911

實驗研究雖然揭開這黑色小種子的內含物，卻無法解釋這個不起眼的黑色種子為何能在不同文化裡，扮演著跨領域的多元民間醫療角色，也不清楚對於疾病的舒緩，為什麼能夠以磨粉、榨油搭配飲料的方式而奏效。

對於黑種草籽油的化學成分研究，是到了近代以更為精準的萃取方式加以分離出不同的油品成分之後才揭曉。科學家發現含量最多的是亞油酸（Linoleic Acid），以及油酸（Oleic Acid）、花生酸（Arachidic Acid）、α—亞麻酸（α—Linolenic Acid）、棕櫚酸（Palmitic Acid）等物質。

成分	%範圍（w / w）
亞油酸	44.7–56
油酸	20.7–24.6
ALA	0.6–1.8
花生酸	2–3
EPA	3
PHA	2–2.5
棕櫚酸	12–14.3
硬脂酸	2.7–3
肉荳蔻酸	0.16

之後科學家將黑種草又再分離出百里醌（thymoquinone）、麝香氫醌（Thymohydroquinone）和百里酚（Thymol）等三大天

然關鍵活性成分，都具有強大的抗氧化特性，而其中以百里醌是黑種草籽油的主要成分，因為生長環境因素不同，大約占了四十～六十％左右。

除了這些活性成分外，黑種草籽還包含十五種氨基酸（包括九種必需氨基酸中的八種），維他命 A、B_1、B_2、B_6、E、葉酸、菸鹼酸、碳水化合物，生物鹼和膳食纖維，以及鈣、鉀、鐵、鋅、鎂、硒等礦物質，和黃酮類化合物、其他豐富的抗氧化物。

黑種草籽油抗癌，上世紀就發現

一九六〇年 El-Dakhakny 教授的研究結論指出：「黑種草籽油具有抗癌作用，也可能具有緩解關節炎的作用。」

這個結論是現代醫學科學首度對於黑種草籽油的正式肯定，也開啟了後世上千篇的相關研究。El-Dakhakny 在學術領域上持續貢獻心力投注在黑種草籽油研究上，陸續證實百里醌對於增進健康的諸多效益。

基於宗教傳統，也基於民俗醫學的流傳，穆斯林國家對於黑種草的研究相當深入，對主要成分百里醌的探討也著墨甚深。相對於歐系國家，伊朗、阿拉伯、巴基斯坦、印尼等國科學家，對於這個記載在聖訓上「被祝福的種子」投入的研究相當多元。

不過，學者所聚焦的，事實上也只有黑種草的種籽，從非洲

的埃及和蘇丹開始，一直延伸到亞洲的沙烏地阿拉伯、印度和巴基斯坦，之後又擴展到日本、法國、英國、加拿大和美國等國的專家，都以這驗證個植物的功效為研究主題。

千年傳說，現代科學背書

在過去的幾十年中，研究文獻中多專注在單純成分，或種籽提取物的藥理作用上，而大多數研究涉及種籽的揮發油和其主要成分。這些研究證明涵蓋了各種身體系統中幾乎所有已知的人類疾病，都能因為黑種草的物質成分，讓健康獲得顯著改善，或是藉由黑種草的協助，在用藥或是其他醫學療程中，發揮出更為有利的治療功效。

前述提過的許多「民間療法」，確實在不同學者的研究中，一一的被證實功效或是提出可行的研究方向。

二〇〇六年沙烏地阿拉伯的學者以「一個足以治療多種疾病的礦山」來形容這個神奇植物所具有的奇蹟*，並且呼籲人們對黑種草籽油的研究應該要更為全面。這意味著學者在揭開這種子的神祕面紗後，赫然發現裡頭所蘊含的寶藏令人大開眼界。

研究結論指出：當世界還存在著諸多危害健康，且令醫師束手無策的疾病時，能夠早點把黑種草的神奇功能徹底解密後，能夠越早對世人的健康有莫大的貢獻。

黑種草籽的奇效，來自百里醌

二〇一四年一篇發表於「伊朗基礎醫學雜誌**」的論文，綜合諸多科學家的驗證結論，認為百里醌是黑種草籽功效的源頭，學者直接以「百里醌：一種具有廣泛醫學應用的新興天然藥物」為題，點出黑種草籽油在傳統上，已經以多種形式用於治療包括哮喘、高血壓、糖尿病、炎症、咳嗽、支氣管炎、頭痛、濕疹、發燒、頭暈和流感等疾病。

文中也指出：在穆斯林國家近年來進行的研究顯示，黑種草被當成癌症患者飲食補充（Dietary Supplement , DS）和替代藥物以及化學療法。黑種草籽萃取物中，最突出的是作用是作為抗氧化劑、抗發炎、抗菌、保肝、抗突變和作為抗腫瘤藥物***。

由三位伊朗學者在二〇一五年，於國際期刊《藥理雜誌》（Pharmacological Research）所發表的論文中****，也具體陳述百里醌是黑種草籽油含量最多的成分，而黑種草籽油之所以有這麼多元的療效，主要也是歸因於百里醌的功能。

在研究百里醌的藥理各種作用中，包括抗氧化、抗炎、免疫調節、抗組胺、抗微生物和抗腫瘤作用。還具有保護胃、保肝、保腎和保護神經的活性。

另外，百里醌明顯對心血管疾病、糖尿病、生殖疾病和呼吸系統疾病，以及對骨骼併發症和纖維化的治療具有積極作用。而

最特別的是，百里醌所產生的不良反應極低，並且產生療效的同時並不會同步產生嚴重毒性。

*　Kamal El—DinHussein El—TahirPh D," The Black Seed Nigella sativa Linnaeus — A Mine for Multi Cures： A Plea for Urgent Clinical Evaluation of its Volatile Oil"，Journal of Taibah University Medical Sciences Volume 1, Issue 1, 2006, Pages 1—19。

**　《伊朗基礎醫學雜誌》（IJBMS）是由伊朗馬什哈德市的馬什哈德醫學大學（MUMS）進行同行評審的開放存取月刊，是一個現代化科學交流平台，提供數據和信息，可用於基礎醫學科學各個領域的研究人員，在經過同行評審後出版，其中還包括評審和多學科研究。

***　Khader M, Eckl PM. Thymoquinone： an emerging natural drug with a wide range of medical applications. Iran J Basic Med Sci 2014; 17：950—957.

****　S. Darakhshan, et al., Thymoquinone and its therapeutic potentials, Pharmacol Res（2015）

牛津大學出版社*發行的一篇論文，印度學者總結出黑種草籽的化學成分**，其中蛋白質和脂肪、碳水化合物居多數，並且含有大量的各種微生物和銅、磷、鋅和鐵等礦物質。最重要的活性化合物是百里醌與百里酚***。

　　這篇研究的結論提出建議：在臨床試驗中已經證實百里酚對於抗糖尿病、抗過敏、抗微生物、免疫調節、抗炎和抗腫瘤都有具體作用，此之，還具有保肝和保護胃、腎、神經活性等功能。

　　科學家諸多的研究指出百里醌的藥理學潛力，已經證明應該在臨床試驗中作為藥物或佐劑開發。迄今關於黑種草的研究，美國食品藥物管理局檔案中，在不同醫學應用領域中已經出現多項獨立專利，其中包含對糖尿病、增強免疫力以抑制癌細胞生長、抗病毒、治療牛皮癬、治療阿茲海默症，以及在英國取得治療氣喘****等專利，都意味著黑種草應用於醫學上的重要進展。

　　黑種草籽油等成分可以與常規治療劑適當的搭配使用，以最大化治療許多傳染病的有效性，並且還可以避免耐藥性問題。在不少論文的研究結論與建議中，學者更強調：百里醌應該盡速被開發為一種新型藥物。在學界日益重視黑種草籽油的廣泛應用下，未來這個建議應該很快就會付諸實現！

*　Oxford University Press（OUP）

**　Krishnapura Srinivasan,Cumin （Cuminum cyminum） and black cumin （Nigella sativa） seeds： traditional uses, chemical constituents, and nutraceutical effects. Food Quality and Safety, Volume 2, Issue 1, March 2018, Pages 1–16,

***　Thymol, 台灣學者陳裕文教授以這項成分開發出特殊的蜂蟹蟎的防治法。

****　糖尿病：US6042834A,Herbal composition for diabetes and method of treatment

抑制癌細胞生長：US 5653981, Use of nigella sativa to increase immune function

抗病毒：US6841174B2, Herbal compositions and treatment methods

治療牛皮癬：US6531164B1, Enteral pharmaceutical preparation

治療阿茲海默症：

WO2015086239A1,Thymoquinone composition for treating neurodegenerative diseases

治療氣喘：EP1709995A1,Asthma/allergy therapy using nigella sativa

選好油，濃度是關鍵

黑種草籽油含有約一％的精油成分，口服油能保護胃腸粘膜，改善胃腸脹氣的不適，達到治療消化系統疾病的效果。不論是塗抹或口服都能紓緩支氣管氣喘，減輕咳嗽。

不過，不是所有的黑種草籽油都能達成一致的效果，黑種草效用中最重要的成分就在於百里醌所具有的價值。百里醌的含量對於黑種草籽油效果的好壞具有決定性關鍵。含量多寡未必能從標籤上判讀，但可以從入口的口感約略判斷，百里醌的含量越高，越能感受到辛辣感。

在一篇研究百里醌濃度與腎臟癌細胞的毒殺研究 [*] 中，發現隨著百里醌濃度的提升，腎細胞癌細胞株的轉移 [**] 和侵襲能力，以及上皮間質轉化 [***] 的作用有明顯被抑制的現象，減少轉移現

---

[*] 林淑文，百里醌對於腎臟癌細胞的轉移與細胞骨架的影響之探討，中山醫學大學生化暨生物科技研究所學位論文；二〇一六年，P1 — 81

[**] 轉移現象（Migration），指的是癌細胞從原發腫瘤轉移至其他器官或身體部位，接著形成繼發性腫瘤。癌細胞轉移被視為癌症的「致命殺手鐧」。

[***] 上皮間質轉化（epithelialmesenchymal transition, EMT）說的是原本組織型細胞黏結強不易轉移，但是發生病變的癌細胞要產生轉移能力，必須先暫時轉變為類似間質組織的型態，以利癌細胞移動的過程。

象。相對的，如果是低濃度的百里醌，對於癌細胞可能毫無作用。

同樣是對百里醌的研究 * 證實，百里醌對於造成高度惡化的頭頸部鱗狀癌細胞株 SASVO3 具有引發強烈毒殺作用，而且隨著處理藥物濃度增加，細胞的毒殺性也隨之增加。

在參與胰腺炎的治療研究 ** 中，學者研究百里醌的濃度協同治療癌症用藥的吉西他濱 *** 在應用化學療法時，對於抑制胰腺炎 BxPC—3 細胞增殖產生的誘導細胞凋亡具有的影響。除了證實百里醌可以增強吉西他濱對體外胰腺癌細胞生長有抑制作用外，濃度高低也是百里醌是否足以發揮功效的關鍵點。

市面上的黑種草籽油產品不少，油品來自不同的國家的不同農場，不論是來自埃及、奈及利亞，或是德國、美國，油品是否為有機認證並非首要考量，但確保農產採取無毒種植才能保證食用安全。

在黑種草籽油使用功能上，有的是作為芳香療法用的精油，

---

* 賴奕曄，百里醌誘導口腔癌細胞自體吞噬與細胞凋亡之機制探討，中山醫學大學生化暨生物科技研究所，2013。

** 慕剛剛等，百里醌聯合吉西他濱對胰腺癌 BxPC—3 細胞體外生長的影響， 醫學研究雜誌，2014 年 09 期。

*** 吉西他濱（Gemcitabine），是用於化學療法的人工合成胞嘧啶核苷衍生物，具有放射增敏作用強、毒副作用較小的特點。

有的是作為料理調味用的食油。更進一步，則是標榜百里醌在油品中所占的濃度，這類產品因為已經有多年發展歷史，成分上大都可以信賴。

含低濃度百里醌的黑種草籽油，可以作為日常料理或是滴入飲料中，作為增添風味用途；濃度高一些的可以用來塗抹身體，作為滋潤用；更高濃度的黑種草籽油具備保健效果，直接口服作為保養用。

而學術研究所發現的幾項醫療專利，需要經過萃取、濃縮、提煉等步驟以獲得更好品質，請諮詢專業人士。

好油使用要分類

　　上千篇的學術論文都肯定黑種草對人體健康有幫助，而最好的精華則是在於黑種草籽油裡頭，那是否就直接把家用油全數替換掉？其實並非如此！

　　黑種草籽油最佳的使用油溫範圍在攝氏四十九度以下，最好的料理方式除了冷沙拉、溫沙拉外，還是開胃菜、涼拌、冷食，或是作為醃、泡料理的使用油。獨特的殺菌效果，對於冷食調理還具有保存食物新鮮的作用。在地中海料理中，煎肉、燉肉、香腸、肉醬等料理加上一些黑種草籽的點綴，都讓佳餚更為美味。

　　不同的油品有不同的調理溫度，對於烹飪方式也各有不同貢

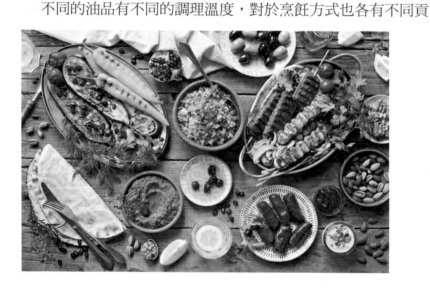

獻。像是牛油、豬油、棕櫚油、油菜籽油都屬於高溫油，特徵是發煙點高、穩定度高、飽和度高，適合用來油煎、油炸、爆香等料理，在高溫下可以做出外脆內嫩的口感，同時保留食材鮮甜的美味。

用來炒、煸、燴、燒等調理方式的油品是中溫油，常見的如橄欖油、花生油、芝麻油、大豆油、葵花子油等，在快炒之下讓食材展現脆度又不軟爛，是這類油品的特色。

小麥胚芽油、南瓜子油、亞麻籽油和紫蘇油是低溫油，因為油品適合溫度不能過高，多應用在水炒、熬、燉、煮、焗烤等料理。由外而裡慢慢熟透的烹飪方式，讓營養素充分保留，屬於地中海型飲食烹調。

黑種草籽油屬於低溫油，和月見草油、玫瑰籽油等都適合作為涼拌、沙拉、醃、泡等調理用油。蔬菜的脆度加上油品的適度滋潤，最大程度的保留住蔬果營養菁華。

如果不是作為料理，一天喝下適量的黑種草籽油也可以作為保健的養生配方，抗發炎外也對腸胃有好處。若是不能接受黑種草籽油的辛辣口感，如中東傳統配方，加上蜂蜜或是配著咖啡、茶來飲用。

若還是無法接受味道，乾脆就將黑種草籽油直接取少量塗抹在臉部、手上，以收深層滋潤皮膚功用，幾天之後就能感覺到軟化角質的效果。

癌症治療

台灣在二〇一九年所公布的十大死因統計中，癌症已經持續三十七年獨占排行第一的位置，其中癌症發生頻率最高的依序為肺癌、肝癌、結腸直腸癌、女性乳癌、口腔癌、攝護腺癌、胃癌、胰臟癌、食道癌與子宮頸癌，在近年空汙日益惡化下，肺癌已連續九年位居第一。

從醫師口中聽到診斷出罹患癌症這樣的字眼，對患者和家屬都是難以接受的，因為這病症似乎代表著一連串的治療，或是刻板的認為是「絕症」難以恢復健康。但事實上，醫療進步的同時也代表癌症不再是難以理解的未知重症，甚至在用對治療手段之後，癌症甚至可能成為一個僅僅是需要定期回診、需要長期醫療照顧的慢性病之一。

過去被認為是重疾的癌症，隨著人類累積的豐富醫學知識，治療方式也不斷進步，在傳統的手術和化學藥物治療、放射線治療等方式外，標靶治療和免疫治療方式也被廣泛採用。

採用手術切除病灶的醫療方式，是根除固體腫瘤的已知最佳方式，多屬發病早期階段。醫師在治療同時會輔以化療藥物，而操作方式也從傳統大範圍開腔式手術，進化到利用機器手臂輔助

切除。

　　化學藥物治療的原理，在於控制癌細胞的持續細胞分裂，以藥物抑制合成 DNA 原料（去氧核糖核苷）的形成，或是抑制合成 DNA 酵素的作用，有的甚至是直接傷害 DNA 使其無法進行細胞分裂。

　　這些方法雖然能夠對癌細胞生長有所控制，但藥物卻也同時會傷害到其他正常細胞分裂，以至於會有腸胃不順、營養吸收不良、掉髮等問題，甚至免疫功能也會受到影響，貧血、疲倦、暈眩等常是接受化療患者容易出現的副作用。

　　放射性治療是利用放射線高能量直接傷害細胞 DNA 而誘發細胞死亡，癌症細胞經過一段時間無法修補之後，會啟動細胞自殺程序。

　　放射性療法屬於局部性的治療方式，在一般傳統手術之後再施加放療，可以治癒早期發現的癌症。而對於某些腫瘤壓迫到神經、脊椎、血管等正常組織所產生的疼痛，醫師會建議利用放療來緩解。

　　不過，也因為放射線治療都是採取局部性照射，先通過皮膚等正常組織才能送達腫瘤處，皮膚往往是第一個受到影響的部位，其次可能受到影響的如口腔、腸道，或是體能有多少有點受到影響。但是權衡輕重，正常細胞在治療癌症過程中所受到的傷害往往會被忽略。

在一篇由美國團隊所作的「細胞移轉的決策系統」研究中指出：「癌症細胞其實很懶惰，雖然移動速度很快，卻是會選擇舒服的途徑去轉移*」，這意味著醫師在做標靶治療時，可以減少無謂的揣測而縮小範圍。

醫學界對具有抗癌活性的天然生物活性成分，近年來的興趣日益增長。百里醌對抗癌和化學增敏特性，令人格外期待。

二〇一九年由美國衛生及公共服務部收錄埃及學者的論文**中指出：「百里醌具有促進細胞凋亡，阻止細胞週期和產生含氧自由基等活性氧物質（Reactive oxygen species, ROS）***，可以達到抗癌的功效。」

此外，百里醌還能夠增強免疫系統並減輕傳統抗癌療法的副作用，並且能控制血管生成和癌症轉移。這篇論文透露的訊息，讓不少專科醫師和患者帶來新的希望。

---

*　Matthew R. Zanotelli et.al., Energetic costs regulated by cell mechanics and confinement are predictive of migration path during decision—making,Nature Communications,Published： 13 September 2019

**　Mahmoud YK ,et al., Cancer： Thymoquinone antioxidant/pro—oxidant effect as potential anticancer remedy.（2019）

***　活性氧物質 （Reactive oxygen species；ROS）是人體內氧化代謝過程及自然防禦系統中，所產生具有高度活性的物質。活性氧物質又稱分為含氧自由基及非自由基，而自由基（Free radical）定義為具獨立不成對電子的原子、分子或離子。

研究證實百里醌抗癌功能

有期望不代表可以全然樂觀以待,事實上,抱持著懷疑態度的專家也不少。在一篇「百里醌在癌症的臨床治療中:事實還是虛構?」的論文中[*],阿曼博士就直接提出質疑。

在經過扎實的實驗設計後,作者認可百里醌確實對於癌症治療有相當幫助,但同時卻也建議學界將這項有效成分的研究,從實驗室走向臨床研究,具體的分析藥物動力學和傳遞介質,尤其是百里醌的脂溶特性帶來挑戰,這可能會影響其生物利用度並導致藥物配方受限。

他主張先了解藥物的作用機理,藥物毒性以及確定藥物的吸收、分布、代謝和排泄(ADME[**])。一旦能夠成功定義ADME,百里醌即能進入臨床試驗之前的藥物開發,生產 / 配製階段。

---

[*] Majed M. AbuKhader, Thymoquinone in the clinical treatment of cancer: Fact or fiction?, Pharmacogn Rev. 2013 Jul—Dec; 7(14): 117–120.

[**] 這是藥物動力學(pharmacokinetics)定義的原理與數學模式,藉由定量描述與概括藥物通過各種途徑(如靜脈注射、靜脈滴注、口服給藥等)進入體內的吸收(Absorption)、分布(Distribution)、代謝(Metabolism)和消除(Elimination),也就是吸收、分布、代謝、消除(ADME)過程的「量—時」變化或「血藥濃度—時」變化的動態規律,藉以明白藥物對人體的具體傳遞和影響。

◆ 肺癌、肝癌

各國不同領域的學者認同含有百里醌成分的黑種草籽油對癌症醫療有幫助，以台灣地區罹患率最高的肺癌來看，這個在全球都被視為是與癌症相關的最高死亡率疾病，兩位伊朗學者利用百里醌的抗氧化、促凋亡，抗轉移作用和消炎活性來驗證抗腫瘤潛力 *，發現百里醌能夠提高身體內的 P53 細胞 **，促進短暫細胞週期停滯以進行適當的 DNA 修復，藉以防止潛在的腫瘤細胞分裂，進而能促進肺癌細胞凋亡。

論文最終結論認為百里醌確實值得作為肺腺癌的潛在新治療劑。

同樣也是利用百里醌具有誘導抗凋亡和抗增殖作用，而沒有毒性跡象的特性，義大利幾位醫師針對肝癌做了研究 ***，認為百里醌本就具備增強肝臟手術前新輔助療法的耐受性和有效性，而具有保肝作用。據此可以推測百里醌可能提供肝癌患者一種有價值的治療選擇。

---

* Samarghandian S,et al.,.Thymoquinone—induced antitumor and apoptosis in human lung adenocarcinoma cells.J Cell Physiol. 2019 Jul;234（7）：10421—10431.

** P53 也稱為 P53 蛋白或 P53 腫瘤蛋白，因為能夠保持基因組的穩定性，避免或減少突變的發生，也被稱為基因組守護者。在不可修復的 DNA 損傷情況下，會進行永久停滯細胞週期的程序，導致細胞衰老。

*** Bimonte S et,al.,. Dissecting the roles of thymoquinone on the prevention and the treatment of hepatocellular carcinoma： an overview on the current state of knowledge.2019

◆ 乳腺癌、胃癌

乳腺癌是女性中最普遍的癌症，在美國，每年也造成近四百位男性死亡。世界先進國家都會舉行「粉紅絲帶日」的儀式活動，藉以向世人宣傳這種疾病的危害。

任何藥效的產生，對身體而言都是透過外來的毒性來影響細胞。在阿曼學者的研究 * 中指出，多數研究探討百里醌對老鼠的毒性影響，試圖找出最大耐受劑量 ** 的安全值，以避免產生對身體不可忍受的不良反應。而透過組合藥物療法，可以消除女性乳腺癌患者對百里醌產生的敏感性風險。這是治療乳腺癌常用的化學療法。

值得一提的是，一些研究報導，百里醌對於治療乳腺癌的阿黴素 *** 所引起的心臟毒性，具有抗氧化保護作用，並且在動物模型中不干擾阿黴素的抗癌活性。此外，還發現將百里醌與電離輻射（例如 γ 射線）結合使用，可以在體外對乳腺癌細胞產生協同的細胞毒性 **** 作用。

---

* Majed M. AbuKhader, Thymoquinone in the clinical treatment of cancer： Fact or fiction ？, Pharmacogn Rev. 2013 Jul-Dec; 7（14）： 117–120.

** maximum tolerated dose, MTD

*** Doxorubicin，又稱 hydroxyldaunorubicin、多柔比星，商品名稱是 Adriamycin

**** 細胞毒性（Cytotoxicity）是指細胞受到釋放出的有毒物質而引起的細胞毒性反應。

百里醌啟動！誘導癌細胞凋亡

在一份研究報告 * 中，作者發現人體內有個被稱為「信號傳導與活化轉錄因數 3」（signal transducers and activators of transcription 3，STAT3）在大量人類腫瘤中會被啟動，而百里醌會抑制 STAT3 而誘導人胃癌細胞體外和體內凋亡的機制。

STAT3 是身體內神經「信號傳導活化轉錄因數」家族的重要成員，在細胞中負責「傳遞信號」和「啟動基因轉錄」的雙重作用。「基因轉錄」就是 RNA 合成的過程，能夠決定基因的表現方式。

從目前的研究顯示：STAT3 在正常細胞和腫瘤細胞中有相反的表現方式，而白血病、淋巴瘤，以及肺癌、肺腺癌、膀胱癌、卵巢癌、子宮內膜癌、子宮頸癌、前列腺癌、胰腺癌等腫瘤的發生、發展都有直接關係。

目前 STAT3 已經成為學界對於腫瘤信號傳導通路研究的熱點。而近期的研究發現 STAT3 活性的增加能增強細胞間接觸，這也表示 STAT3 可能是腫瘤細胞相互交流的主要傳導感知關鍵，

---

* Wen-Qian Zhu et al.,Thymoquinone inhibits proliferation in gastric cancer via the STAT3 pathway in vivo and in vitro，World J Gastroenterol. 2016 Apr 28; 22（16）：4149–4159.

與腫瘤細胞侵襲身體和轉移相關基因都有關係。

如果目前研究已經證實百里醌會透過抑制 STAT3 而誘導人胃癌細胞體外和體內凋亡的機制，這就表示百里醌對於不同種類的癌細胞等治療，具備參與抑制的潛力，值得研究者持續關注。

醫界期待抗氧化效益

對於大多數惡性腫瘤而言，手術切除腫瘤仍然是第一選擇，但許多癌症在手術後會再復發，並且更積極地擴散，腫瘤轉移潛力沒有透過腫瘤切除而消除。為了將腫瘤縮小到可以達到手術階段，並防止癌細胞從原發性腫瘤部位擴散，醫師會進行幾種術前和術後輔助治療。

術後療法對於消除殘留的癌細胞，並抵消手術創傷引起的促血管生成和轉移信號通路非常重要。不幸的是，當前的放射療法和化學療法等輔助療法不能達成這種理想的治療效果，並且在許多情況下，由於不可避免的不良作用而使患者的生活質量惡化。

醫學界在進行大規模的抗癌戰役後，依然持續在開發新的治療方案，以及對各種惡性腫瘤做更深入了解。靶向蛋白質的智能藥物是靶向特定基因以消除特定的細胞群，但因為其他遺傳上不同的變異體可以輕鬆地從該治療中逃脫，並在周圍區域開始發展腫瘤，或者可能轉移至遠處。這也表示：大多數癌症治療都會

採取聯合療法，其中的每一種藥物都可以透過不同的機理發揮作用，以達到減少腫瘤產生耐藥性的機會。

近年來的一些臨床研究，專家們已經發現口服黑種草萃取物具有有效的抗炎和抗氧化作用，這個效益正是抗腫瘤最需要的「武器」。這意味著黑種草籽在癌症預防和治療的實用性，已經超出原本科學家的預期。

除了具有促使惡性細胞死亡和抑制腫瘤生長活性外，百里醌干擾其他致瘤過程，包括血管生成，侵襲和轉移的療效，未來將是治療癌症的重要關鍵。

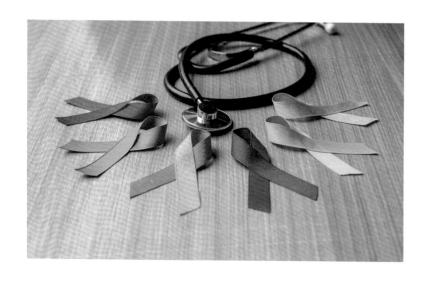

Part 4
抗發炎植物

抗氧化的松樹皮

　　同樣對人類具有神奇功效，也是上天賜與的神奇植物是松樹，特別是來自法國西南部的郎德地區加斯科尼森林的原始天然森林。從這片尚未被人類污染過的環境裡，從松樹樹皮裡提煉出的碧容健成分，已經被證實為具有卓越抗氧化力的天然保健品。

　　古希伯來人說：「上帝自土地創造出藥方，智者必輕視它。」早在西元前四百年前，希波克拉底就曾將搗爛的松樹皮內層敷在發炎的傷口，或是潰瘍的地方，作為醫療方式，利用清新的味道作為治療潰爛的藥材。

　　現代芬蘭的拉普蘭人（Laplanders）仍生活在綠色松樹森林中，他們自豪的說森林是他們擁有的綠金，而松樹也是他們傳說中的一部分，也據說是祖先的來源。冬天麵粉短缺時，他們會將松樹皮給磨碎加入麵粉中 *，一來補充麵粉量，二則是透過這樣可以預防常見的寒冷疾病。即使是現代，松樹皮依然被做成咳嗽藥等產品。

---

* 要想知道利用松樹皮製成的麵包是什麼口味，可以透過關鍵字" Finnish Pine BARK Bread"去搜尋影片，大約就是有點酸、有點苦、有點松針茶的口感，加上奶油之後相當好吃。

加拿大的印第安人長期使用松樹皮飲料，也因緣際會的在一五三三年拯救了知名的法國探險家雅各・卡蒂亞 * 所率領的探險隊。當時，他們探險正逢寒冬，船隻擱淺無法前進，缺乏新鮮蔬果，船員遭遇敗血症而多人遇難。這時，當地的印地安人推薦他們喝下松樹皮和松針製成的茶，並且用茶水來按摩腫脹，沒想到竟然就此痊癒。

耙梳探險記，啟發保健醫學

　　卡地亞將他的回憶錄寫成《加拿大之旅》（*Voyages au Canada*）的書中，流傳到二十世紀，被一位法國科學家雅各・馬斯魁勒（Jacques Masquelier）看到而重視。

　　一九六〇年時，馬斯魁勒正在研究類黃酮素這個議題，他思考松樹針葉僅有及少量的維生素 C，而樹皮則完全沒有維生素 C，為什麼兩者煮成茶水之後卻能夠治療敗血症？因此他推論松樹皮裡頭應該是含有類黃酮素，可以把松針的微量維生素 C 效果給大幅加強。

　　他反覆的研究松樹皮以驗證他的理論，後來發現在種植在法國南部、大西洋沿岸的松樹藏量最為豐富，於是馬斯魁勒教授在一九六六年出版著作，並將這個物質命名為 Pycnogenol，意思就是「將分子聚集結合成更大的分子」。之後，教授更在一九八七

年在美國獲得 Pycnogenol 的專利權，並且將這份研究成果分享給全世界 ** 。

　　對於世人而言，碧容健已經是眾人熟知的天然保健營養品，經過廣泛研究的食品補充劑，並已通過各類安全測試。因為原料出自得天獨厚的天然環境，而且可供萃取的濱海松樹皮樹齡需成長二十年以上，每一公斤的濱海松樹皮僅能脆取出一公克的松樹皮萃取物，產量極為有限，因此也特別珍貴。

　　花青前素（OPCs）是碧容健主要植化成分，還有水溶性生物類黃酮包含；兒茶素、生物鹼、石碳酸等多酚類物質與 40 種天然有機酸（沒食子酸、咖啡酸、肉桂酸、香草酸等）。因為分子非常小，很容易被人體吸收運用，而且是唯一能通過血腦屏障的類黃酮化合物抗氧化劑，可以保護腦部血管及細胞，增強血管強度。被譽為「皮膚維生素」或「口服化妝品」。

　　長期以來，關於碧容健的運用多聚焦在抗氧化、抗發炎的基礎上，進而擴及治療相關疾病如糖尿病、過敏、哮喘、注意力缺陷障礙（ADHD）、關節炎、心血管疾病、抗老化、體重管理、乳房漲痛、除皺等。這聽起來似乎有點不可思議，但研究者都

---

* 　cques Cartier，法國探險家、航海家。法國國王法蘭索瓦一世的資助下進行了三次航行，可惜沒發現通往東方的西北航道，也沒發現黃金，但卻成功為歐洲人開啟了加拿大的大門。

** 　相關資料都可以在 https://www.pycnogenol.com/home/ 上詳細閱讀。

一一找出其中的關鍵因素。

　　以碧容健控制血糖水平的機制，研究發現在糖尿病患者中，血流中超標未使用的血糖會衝擊到血管系統，但是碧容健卻能透過降低碳水化合物的吸收，使血糖水平恢復正常，因而能降低血糖負荷。

　　而碧容健又是怎樣抑制攝取碳水化合物？這是先阻礙澱粉複合糖的攝取，有效抑制十二指腸中的消化酶 α －葡糖苷酶。碧容健阻礙攝入餐後葡萄糖的效力比處方藥高出一百九十倍，從而防止出現餐後血流中典型的高血糖峰值。

　　而如果受到糖尿病影響，造成眼睛部分構造功能容易變壞。眼睛的特點是具備獨特的水脂屏障，需要水相的水溶性抗氧化劑以及脂溶性抗氧化劑，主要是類胡蘿蔔素保護富含不飽和脂肪酸的視網膜。碧容健發揮的功能在於能改善眼睛的血管系統，保護視力健康。

　　有意思的是，跟同樣對視網膜具有抗氧化功能的葉黃素並列，研究者發現如果將兩者同時使用，在這種被稱為協同作用（Synergy）發揮下，防止視網膜血脂氧化的效率可提高百分之六十。

　　碧容健對於心血管健康管理具備不錯的控制功效，能夠讓血壓和血小板功能正常化、改善血脂和血糖值的方式，藉以緩解潛在的心臟健康風險因素。

人體血管無法產生一氧化氮是多數心血管疾病發生的共同風險，一氧化氮是由血管內壁的內皮細胞所合成的重要血管介質，合成之後再穿過血管壁進行擴散，接著與包裹血管的平滑肌的特定受體進行相互作用。這樣的作用結果將使肌肉鬆弛、血管內腔擴張。自動調節緩解組織血液慣注不足和血管壓力增大的情況，維持血壓的正常。

　　在這同時，一氧化氮還可持續對血小板產生作用，降低聚合的傾向，進而防止形成血栓。在可能發生高血壓、動脈粥樣硬化、糖尿病等多種臨床狀態下以及隨著年齡的增長，內皮細胞合成一氧化氮的能力都可能會有所降低，這也將導致慢性血管收縮，進而影響到血流量、血壓，增加血栓形成的風險。

　　碧容健可以啟動內皮型一氧化氮合成酶，該酶存在於內皮細胞中，可以更加有效地利用 L －精氨酸合成一氧化氮，促進身體健康。

先進雙重膠囊設計

　　想要以方便的方式補充營養，膠囊是最佳選擇。除了攜帶方便外，膠囊可以把較苦澀、不好聞的味道給包覆起來，也不會難以吞服或是不易消化，還能避免藥物刺激食道產生不舒服反應，而能順利送進腸胃中。

　　膠囊的成份跟果凍、慕斯蛋糕上頭的明膠一樣，屬於動物性蛋白質，**不過，也有以植物性纖維製作的膠囊。**一般膠囊就是利用捆紮的方式把藥粉給包覆起來。

　　若是想要藉由黑種草籽油獲得健康照顧，定量是最為優先的考量。只是油體本身就不是容易測量的物質，最好利用能保存定額液態物質的膠囊來提供定量劑量。

　　如果為了增加特定保健效用，想要使用其他輔助營養品來增加效能時，雙重膠囊設計就是最完美的封裝方式。所謂雙重膠囊設計的包裹設計方式，又稱為囊中囊設計，是近廿年來的重要發展。

　　先將單一口服劑量包裝成所需要的單位劑量，並將較小的預填充膠囊插入較大的液體填充膠囊中，不僅能夠提供多種藥物搭配的可能性，也能廣泛提供配方組合和設計選擇。

Capsugel 公司所設計的雙重膠囊設計方式，就是利用液體填充硬膠囊（liquid-filled hard capsule, LFHC）技術，把具有綜效功能的化合物，結合在同一膠囊中，不僅能夠提高生物利用度*，掩蓋部分物質特有的氣味，並且能透過組合產品在單次服用後，還能達到不同藥物延遲釋放的效果。

在市面上可見的組合之一，是將原本並不兼容的複雜配方，像是水溶性和脂溶性配方組合，透過雙重膠囊的設計來增強產品穩定性；或是可以運用於立即釋放或聯合釋放的配方組合來搭配運用，例如外膠囊中填充「增溶益生元」，和內膠囊中的益生菌共同組合。服用之後，益生元立即釋放，而益生菌隨後釋放產生最好的利用效果。

同樣具有雙重膠囊設計技術的 Bone4Kardio™公司，在 2017 年推出一款單一劑型產品，將包含維生素 K2 和鎂及 Omega3，和維生素 D_3 和 B 複合維生素利用雙重膠囊設計成單一膠囊，直接可提供給中高齡養生者，一次滿足對骨骼和心血管健康兩大核心類別的特定健康要求。

具有調節免疫力、清除自由基功效的粉狀碧容健，以其強效抗氧化力著稱，能夠選擇性結合膠原蛋白及彈力蛋白，促進內皮

---

* 生物利用度（bioavailability，BA），在藥理學上是指所服用藥物的劑量部分能到達體循環的程度。

一氧化氮正常製造，促進血管正常擴張，以及腦部與其他重要組織的供血量。

而脂溶性黑種草籽油具有百里醌成分，可以限制脂質過氧化作用，保護肝臟細胞免受體自由基的影響，從而表現出健康的發炎反應。

兩者透過雙重膠囊設計，讓預填碧容健粉末的小膠囊被黑種草籽油包覆，藉由多階段釋放的效果，對心血管疾病、內分泌系統有相當助益，進而促進健康的免疫細胞活性。

如此一來，藉由協同作用，黑種草籽油可以讓小腸增加抗菌劑以及抗氧化劑的吸收進而增加其生物活性 *。

不僅是抗氧化、抗發炎，雙重結合之後的功效包含了：支援正常的呼吸道健康、支援健康的大腦功能、支援記憶力、支援認知功能和注意力、促進達到健康的血糖值、促進血壓以及心血管健康、促進腦部血液流通及腦部供血量。這就是囊中囊為藥理協同作用設計發揮到極致功能。

---

* 　根據藥廠研究顯示，添加 15% 的黑種草籽油成分到碧容健雙重膠囊中，即可達到逾兩倍的抗發炎效果。

協同作用，效果更加倍！

　　小朋友吃巧克力小圓餅的時候，常常會把整塊丟進牛奶裡頭抓著吃，覺得這樣比較美味；老人家吃熱花生湯時會搭上一根老油條，或是來塊奶油餅泡著吃，感覺這口感特別搭等。

　　這樣的混搭風格，在烹飪料理上經常出現，像是日式燉肉加入白蘿蔔、胡蘿蔔後，利用蘿蔔吸收豬肉的油脂增加甘美的特性，並透過蔬菜的雙重甜味釋放到湯頭裡，加上一點青蔥就是清淡優雅的好食料理。

　　以營養學的角度來看，營養吸收不是單單吸收一種營養素就有效，<u>營養素在身體內要能發生作用也是如此，這種交互幫忙就是協同作用</u>，指的就是結合兩種或是兩種以上的維生素相互幫忙，以發揮更強的功能。

　　正如大家所熟知的，鈣需要鎂才能被人體吸收，是因為當吸收過多的鈣時，身體中的鎂將被抽出以配合鈣的運作，導致體內鎂的需求量增加。補充鈣如果沒有搭配足夠的鎂來平衡鈣，鈣就會到處沉澱，帶來嚴重傷害。

　　過多的鈣會沉積在關節裡形成關節炎；沉積在動脈就形成動脈硬化；沉積在腎就形成腎結石。適時補充鎂，可以避免單純只

補鈣反而傷害健康的風險。

　　而補充鈣質的同時，營養師也會建議需要補充維生素 D，是因為維生素 D 具備幫助鈣質被人體吸收的功能，又稱為「鈣質的搬運工」。

　　保證身體得到足夠的鈣，食用足夠的維生素 D 是關鍵，它有助於胃腸道對鈣的吸收，幫助保持血液中鈣含量正常。當我們充分攝取時，可以促進小腸壁吸收鈣質，達到強化骨骼的目的。補充維生素 D 的方式除了透過保健食品外，**走到戶外晒晒免費的陽光是最好的方式**。

飲食的協同作用

　　由前文可知，營養素的補充絕對不是單純只看維生素或是礦物質缺乏與否，還必須要知道這些營養素有甚麼相乘作用，也就是有沒有甚麼合作關係。

　　有一些維生素或礦物質可以促進其他營養素的吸收作用，知道怎樣加以利用，或是該如何避開非常關鍵。

　　不過，從飲食保健的角度來看，避免太過複雜的理論大家記不得，提醒一些大家日常已經做到的習慣，只要在平常生活中多加入這些調理，就可以輕易的達到養生功能。

◆ 蘿蔔燉肉

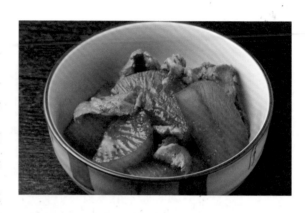

　　常食富含維生素 A 的胡蘿蔔對人體有益，除了能夠吸收肉類本身的油脂外，和蛋白質結合一起食用，更能在血液中輸送發揮功效。其他像是豬肉、牡蠣、蝦、肝臟和蛋還富含鋅，兩大類食材共煮可以活化免疫力。

◆ 香蕉＋豆漿

　　運動時容易大量流汗，同時有帶走體內電解質，在運動之後來根香蕉並補充豆漿，是最好的運動補充品。香蕉中含有豐富的鉀、鎂離子，而豆漿則有鈉離子和蛋白質，兩者搭配攝取除了可補充因排汗流失的電解質，也能同時維持體內鉀、鈉平衡。豆漿中的植物性蛋白質，可幫助肌肉生長和修復。

◆ 高脂餐點＋冷凍優格

　　一頓豐盛的牛排大餐之後，飽和脂肪食物帶來胃口滿足，這時候最好來點低脂含鈣質的甜點。這不是為了心理罪惡感的補償，而是鈣質能再消化道中和脂肪酸結合，阻擋脂肪酸被吸收。這樣利用食物相剋的道理，可以化解嘴饞造成的懊惱。

◆ 黑巧克力＋蘋果

　　水果加黑巧克力不只是口感，**還具有降低血脂的功能。**蘋果皮的植化素包括多酚、楊梅素、綠元酸、檞皮素等，整體具備穩定血糖、抗氧化、預防癌症；保護支氣管等功能，巧克力中的可可則富含多酚（Polyphenols）、黃烷醇（Flavanols）以及兒茶酚（Catechins）。

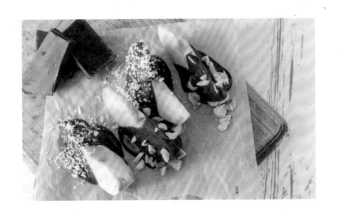

◆ 綠茶＋檸檬、黑胡椒

　　綠茶所含的兒茶素是強力抗氧化素，**能夠大幅降低心臟病和中風致死的風險，**但兒茶素卻也是不穩定化合物，不易被人體需收。透過檸檬汁裡的維生素 C 作用，可以讓兒茶素被人體吸收率增加十三倍，達到保護心臟作用。

　　兒茶素又被稱為自由基擒拿高手，可以促進新陳代謝和預防癌症；而黑胡椒中的胡椒鹼可以增加兒茶素的吸收，使其不會

在血流中被快速分解，讓抗氧化發揮更有效的作用。兩者混搭著喝，對健康相當有幫助。

如果對於綠茶加黑胡椒的搭配仍會覺得不適應，那麼各位主婦高手就拿來作為調理湯汁的鍋底，也是不錯健康選擇。

◆黑種草籽油 + 薑黃 + 蜂蜜

一如本書所提到的諸多黑種草籽油功能，降低發炎指數、改善血脂異常的作用。加上具有強抗氧化、抗癌以及抗發炎能力的薑黃，將抗發炎能力大幅提昇；再加上溫潤蜂蜜作為調味將兩種濃烈味道中和後，整個飲品散發出不同的芳香。

餐後飲用可以抑制胃酸分泌，減少食物對胃粘膜的刺激，提高身體免疫力。

◆橄欖油 + 番茄

番茄主要的營養素，是存在於果肉和表皮的茄紅素（Lycopene），人體無法自行製造，必須從飲食補充。

茄紅素具有抗氧化力、降低癌症發生風險、保護心血管，還能養顏美容，具備減少身體被自由基傷害，並延緩身體老化的能力。清除自由基的能力是 β －胡蘿蔔素的兩倍、維生素 E 的一百倍。

而研究發現，橄欖油除了本身帶有好的膽固醇外，**利用橄欖油來烹煮番茄，可以增強番茄中的茄紅素功效。**

護肝、抗炎、防癌的超級水果

「一天一蘋果，醫師遠離我。」是我們很熟悉的諺語，一顆蘋果吃下去，就補充了好多身體所需的營養素。細究其中的營養元素，營養學家分析到相當豐富的成份，包含了維生素 A、B_1、B_2、B_6、C，礦物質磷、鎂、鈣、鐵、鋅、鈉、鉀、硒，胡蘿蔔素和菸鹼酸等。

不過，有一種神祕的水果敢跟蘋果單挑，**其維生素 C 是蘋果的 140 倍、是柑橘的 20 倍、是菠菜的 8.9 倍、是檸檬的 4.6 倍**，就是記載在印度阿育吠陀 * 醫學裡的印度聖果 AMLA。

據說千年前印度僧侶在喜瑪拉雅山區修行時，發現當地的猴子如果身體不適，會去摘採一種黃綠色的果子來吃，竟然因而痊癒。僧侶好奇之餘也跟著採來吃，發覺身體更為健康、體力更好。

這種水果又稱為印度醋栗 **，雖然台灣民眾不太熟悉這果子名稱，但如果說余甘子 *** 或是油柑，可能就會令老一輩的人

---

* 印度阿育吠陀 Ayurveda 醫療體系醫學，是世界上古老的醫學體系之一，可以回溯到西元前三千年的吠陀時代，以最古老有既載的綜合學體系著稱。

** Indian gooseberry

*** Phyllanthus emblica L

恍然大悟。在早期台灣物資缺乏時，會將余甘子用砂糖或鹽醃漬後，當作零食食用。或是裹上糖衣、做成糖葫蘆，酸酸甜甜的味道滿足了小孩的慾望。

名字叫余甘子，是因為這果子乍吃只覺得有點酸澀，但過一陣子之後，卻覺得滿口甘甜，因此就稱之為余（餘）甘子；也有人稱之為油甘，是因為客家話中的「油」就是「有」的意思，可以知道這就是「有甘味的水果」。

普遍種植在中國大陸、印度、印尼、馬來半島的油甘子，一六六四年起就已經在台灣生根。雖然口感不像一般水果般宜人，但余甘子順口回甘的風味，如果作為入菜食材，與肉品同時燉煮還能解油膩、促進食欲；含量極高的維生素 C 具有極佳的抗氧化能力，可以作為養生保健的食材。

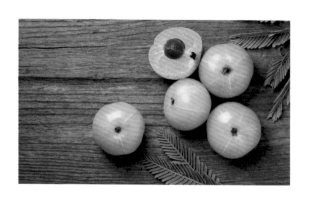

外表平凡的余甘子

印度阿育吠陀養生法中，余甘子是使用頻率最高的草本植物，有十七個國家的傳統醫療體系將余甘子當作藥用植物使用為，西方學者因而產生莫大興趣，還有論文直接稱呼余甘子為「防治癌症的神奇果實」*。

使用不同癌細胞的臨床實驗證實：余甘子漿果的萃取物可誘導癌細胞凋亡。進一步從萃取物對子宮頸癌和卵巢癌細胞的研究發現，同樣對癌細胞可以發揮作用。在美國的研究中**，發現余甘子對於胰腺癌的治療也具有相當潛力。

余甘子包含維生素 C 等十二種維生素、八種胺基酸、十六種微量元素，富含鞣質、有機酸和酚類，連果仁都含有不飽和脂肪酸。還有穩定性較強的超氧岐化酶（SuperoxideDismutase，簡稱 SOD），是人體內天然存在的超氧自由基清除因子，具備抗氧化、預防慢性病、抗衰老、抗疲勞功效。

---

* Tiejun Zhao et al., Anticancer Properties of Phyllanthus emblica (Indian Gooseberry), Oxid Med Cell Longev. 2015; 2015: 950890.Published online 2015 Jun 9.

** Yan Shi et al., Amla, an Ayuervedic herb induces apoptosis in pancreatic cancer cells by activating extracellular signal-regulated kinase, AACR Annual Meeting-- Apr 12-16, 2008; San Diego, CA

余甘子有微量元素硒，含量之高是所有食品第一名。硒是人體活動中必須要的重要微量元素，能清除人體內過多的自由基，作用是維生素 C、E 的三百至五百倍，對於提高人體免疫力具有相當功效；硒也能降低血脂、血壓，能防止動脈粥樣硬化，減少血酸形成。對肝臟疾病預防、活化胰島素正常工作、控制發炎，以及輔助防癌、對抗癌症也具有貢獻。

淋巴細胞中的 T 細胞（T cell、或稱 T lymphocyte）是免疫反應中的重要角色，主要攻擊受感染細胞、癌細胞與移植細胞。硒能促進 T 細胞核中性力細胞的增殖和殺傷作用，促進免疫球蛋白的合成和抗體生成，增強人體抗病毒的能力，藉以抑制病毒活化。還能夠抗病毒、抗過敏、抗衰老、消炎、抗黃麴毒素，減輕放療、化療的毒性副作用。

古今醫學體系記載多

傳統中醫認為余甘子獨特的甘、酸、澀提供人體清熱生津、清咽利嗓、止咳化痰、保肝解毒、健胃消食等功效。屬於高營養價值的余甘子，在阿育吠陀醫學裡以抗老化 * 為主軸的保健功能上，也有以味覺作為保健的分類說法。

阿育吠陀醫學描述了六種口味（Rasa）：甜味（Madhura）、酸味（Amla）、鹹味（Lavana）、辛辣（Katu）、苦味（Tikta）

和澀（Kashaya）。

　　其中，甜味食品可以促進人體所有組織的生長，對感覺器官有益，會使人開朗、有活力和滿足感；酸味的食物會刺激消化道，啟迪思想，穩定感官功能，增強體力，並調整風型元素（Vata）**的蠕動。這說明余甘子具變化的味道，帶給人們健康的功效。

　　阿育吠陀草藥配方中經典的 Triphala，是由余甘子、Haritaki 和 Bibhitaki 三種果實所混合，記載指稱具備促進血壓正常、維護肝臟健康、緩解消化問題、對抗發炎反應、支持免疫系統、加強免疫力、強化心智、排毒、改善便秘；如果用於化妝品用途，可以改善皮膚和頭髮質量；作為漱口水配方，可以減少牙菌斑和降低牙齦發炎、防止齲齒等。

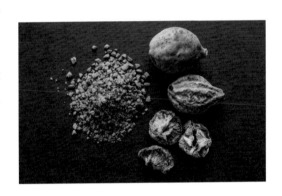

---

*　Manjeshwar Shrinath Baliga et al., Chapter 16 - The Health Benefits of Indian Traditional Ayurvedic Rasayana (Anti-aging) Drugs: A Review, Foods and Dietary Supplements in the Prevention and Treatment of Disease in Older Adults, 2015, Pages 151-161, Pages 151-161

**　阿育吠陀認為身體有「Vata」「Pitta」「Kapha」這三種屬性的能量在運作。這些能量被稱為「doshas」，意思是「不純淨的東西」「病素」。這三種 doshas 在體內維持一種平衡的話，才是最好的體質。而 Vata 是「風」和「天」的組合。主要是「風」的能量，掌控著身心的流動，也就是循環體系。

◆ 調節血糖

余甘子含有鉻，能刺激分泌胰島素的細胞群，降低糖尿病血糖，以及降脂特性，對糖尿病患者有治療價值。

◆ 強化免疫

因為含有維生素 C 和 A、多酚、生物鹼和黃酮類化合物，如槲皮素和山奈酚，余甘子是天然免疫增強劑，具有強大的抗菌和抗炎作用。

最早出現在阿育吠陀的記載，余甘子果汁經常被用來增加體內的白細胞，而白細胞就相當於免疫系統的第一道防線。白細胞能夠發動攻擊，並清除進入全身血液的外來毒素和物質。

◆ 預防心臟病

漿果類已經被證實可以促進心臟健康，余甘子能增強心臟肌肉，減少過量的膽固醇堆積，鉻可以減少血管和動脈中動脈粥硬化堆積或斑塊堆積的機會，減少中風和心臟病發作的機會。尤其是余甘子的鐵含量也促進紅血球細胞生成，促進攜氧能力。

帶刺仙人掌，抗氧化高手

墨西哥的仙人掌

去墨西哥旅遊時，一定會注意到飄揚的超大型國旗。因為當地在 1999 年時頒佈了大國旗法，規定全國推廣使用國旗，並在主要城市豎立長 14.3 公尺，寬 25 公尺，豎立在 50 公尺高旗桿上的大國旗。遊客也因此很容易注意到國旗上有隻嘴裡叼著一條響尾蛇的墨西哥金雕，棲息在一棵從湖中長出的仙人掌。

那是傳說中墨西哥人的祖先阿茲特克人在流浪數百年後，受到戰神指示要尋找有這樣徵兆的地方定居下來。當他們走遍四方來到特斯科科湖西岸，一個生長著許多仙人掌的地方，果然看到一隻雄鷹立在仙人掌上吸食一條蛇的情景，於是便在這裏定居下來，並建立了自己的都城——墨西哥城。

從原本陌生的黑種草，我們發現其中蘊含的豐富抗氧化力；從不起眼的余甘子，看到保肝抗炎的神奇功效。我們再來探索一個有趣的植物——仙人掌。這個原生於墨西哥，廣泛分佈在非洲、澳洲及地中海盆地等地區的植物，其實也對保健有相當大的

貢獻。

　　梨果仙人掌即所謂的仙人掌葉，是一種可食用仙人掌。最早出現在荷馬史詩伊利亞德 * 所記載的一個城市，那裏種了許多可以作為食用、由葉子繁殖的植物，那就是梨果仙人掌，在裏頭就記述了花、果實、嫩葉都可以拿來食用。

　　清朝雍乾年間成書的《雲南通誌》也記載了這個梨果仙人掌：「葉肥濃如掌，多刺，相接成枝，花名玉英，色紅黃，實似山瓜，可食。」這當時出現在中國西南山地的乾旱河谷。

　　當然，如同我們所見到的仙人掌一樣，想要吃到這果實之前，必須要去除如毛髮密布般的倒鉤細刺，但這就是一番大功夫，用火燒、用砂盆滾動除刺，就是沒法輕易的讓人如願，但去皮剖開的梨果仙人掌掰開之後，將果肉與蜜糖、溫開水沖開食用，嫩滑爽口。果肉可以煉糖、煉酒，也可以榨果汁。加入牛奶打成仙人掌牛奶之後，夏日飲用味道極其特別。

　　其實，梨果仙人掌被學術界越來越重視，不是因為它的風味特殊，而是在於對肥胖、心血管、和糖尿病、胃潰瘍等慢性疾病的治療效果。這主要是因為梨果仙人掌含有抗氧化成分，比起兒茶素的抗氧化能力，高出了兩倍，比起葉黃素還高出一點五倍，

---

* 《伊利亞德》是古希臘詩人荷馬的強弱弱格六音步史詩，故事背景設在特洛伊戰爭，是希臘城邦之間的衝突，軍隊對特洛伊城圍困了十年之久。

還是維生素 C 的三倍。並富含高量的維生素 A、B₁、B₁₂、D₃ 及核黃素，能推進皮膚細胞再生、增強皮膚的柔軟度，富含花青素，以及人體所需的 18 種胺基酸和多種微量元素，

研究顯示，使用仙人掌製劑對於糖尿病患者的血糖有明顯的改善效果 *。而其抗氧化力甚至可以應用於對抗癌細胞的化學預防性，也就是說對於癌症有一定的治療效果 **。這個外表看來拒人於千里的果實，其實富含豐厚的微量元素、蛋白質、胺基酸、多糖類、纖維素、黃酮類和果膠等養分物質，果肉滋味酸甜可口，關於高血糖的人和免疫力較弱的人來說是不錯的挑選。

還有大量的文獻顯示，仙人掌果的可食部份，包括嫩葉、花、及果實，可降低第二型糖尿病患者的血糖。由於它富含纖維、抗氧化性、及類胡蘿蔔素 ，可以稱之為健康膳食品。內含的纖維及果膠，可減低腸胃吸收糖份的速率，因此可以擔當體重管理的功能。

如果將梨果仙人掌加以萃取出植化素之後，有一種特殊的梨

---

* Alberto C. Frati et al., Hypoglycemic effect of Opuntia ficus indica in non insulin dependent diabetes mellitus patients,Phytotherapy Research, Volume4, Issue5 October 1990 Pages 195-197

** Jinhee Kim et al., "Bioactives in cactus (Opuntia ficus indica) stems possess potent antioxidant and pro apoptotic activities through COX 2 involvement",ADVANCED SCIENCE, Volume95, Issue13October 2015 Pages 2601-2606

果仙人掌黃質 * 具備引發結腸癌細胞凋亡的特質，甚至可能在腸道細胞中具有化學預防的潛力 **。另一方面，這個特別的植化素對於地中海型貧血患者具有保護作用。這類患者先天紅血球較為脆弱、生命週期短、帶氧能力不足，梨果仙人掌黃質防止脂質和血紅蛋白（Hb）的氧化，並阻止維生素 E 的消耗 ***。這對於患者來說，是莫大的福音。

大略檢視國內外相關研究報告後，研究結果還包括仙人掌可以減少脂質過氧化，預防動脈粥樣硬化；可以讓代謝症候不全患者顯著減少血中 LDL 膽固醇濃度。降血糖、降血脂、降血壓、促進新陳代謝等作用。做為日常保健食品使用上，也具有不錯效用。

有研究者對於梨果仙人掌的抗氧化性和傳統維生素 C 之間的差距產生好奇，就以兩者作為對比來做實驗 ****，他找了 18 名健康志願者每天兩次接受 250 克新鮮梨果仙人掌果肉，或是給予 75 毫克維生素 C 各提供 2 週。在兩次實驗之間有 6 週的清除期。每次實驗之前和之後，會抽血將血漿裡的抗氧化活性和維生素 A、E 和 C 等作為抗氧化狀態的指標。

研究者發現，兩種實驗確實都能導致血漿中維生素 E 和維生素 C 的濃度與剛開始的標準相比有相當的增加；維生素 A 沒有明顯變化。補充梨果仙人掌時，受測者的 LDL 氫過氧化物減少了將近一半，但是補充維生素 C 時則不會明顯影響任何氧化

指標。

　　從這項研究結果，科學家證實梨果仙人掌的確可以積極影響人體的氧化還原平衡，減少對脂質的氧化損傷，並改善健康人的抗氧化狀態。若是以相當的劑量補充維生素 C 雖然可以增強整體抗氧化能力，但不會顯著影響人體氧化效益。

　　仙人掌對於人體健康的促進功效，未來可以更待研究者加以開發。

*　Indicaxanthin

**　Flores Naselli et al., "Anti-proliferative and pro-apoptotic activity of whole extract and isolated indicaxanthin from Opuntia ficus-indica associated with re-activation of the onco-suppressor p16INK4a gene in human colorectal carcinoma (Caco-2) cells", Biochemical and Biophysical Research Communications, Volume 450, Issue 1 , 18 July 2014, Pages 652-658

***　esoriere L et al., "Cytoprotective effects of the antioxidant phytochemical indicaxanthin in beta-thalassemia red blood cells." Free Radic Res. 2006 Jul;40(7):753-61.

****　Luisa Tesoriere et.,al. Supplementation with cactus pear (Opuntia ficus-indica) fruit decreases oxidative stress in healthy humans: a comparative study with vitamin C". The American Journal of Clinical Nutrition, Volume 80, Issue 2, August 2004, Pages 391–395,

見證者·Rita 訪談

　　從外表看來，我是個總會保持積極態度、不畏艱難並勇於投入工作挑戰的健康女性，但真實的我卻是受到俗稱「肝臟水泡」的「多囊性肝疾病」困擾多年。

　　說「外表看來」這句話，是因為多數時候，只要衣著掩飾得體，沒人會注意到我的身材好像前方隨時套著半個泳圈；但如果我心情不好時，在胸部和腹腔之間會變得腫大。

　　雖然看起來像是肚子變大了，卻又不是在懷孕的正常位置上凸起。在那時候，我的胃和肝會被擠壓得有點疼，常常會覺得喘不過氣，衣服再怎麼穿也無法遮掩住肝臟位置的腫凸，心情變得更加毛躁。

　　第一次知道自己有這毛病，是高中時媽媽做體檢發現有「肝水泡」，就是有個充滿透明清澈液體的囊狀物出現在肝臟，發現時一顆大約有一千五百西西大小，醫師除了要求媽媽定期追蹤外，也要我們家人去接受超音波檢查。在那時，才知道我跟姊姊都有同樣的問題。

　　經過查找資料，我知道這不算是罕見疾病，是一種良性的肝臟疾病，事實上，肝臟的單純囊腫占了全人口數的 3.6%，其中

多數人沒有察覺這症狀的存在，若不是接受超音波或電腦斷層檢查而意外發現，少數人是因為受到撞擊而水泡破裂，甚至是水泡長得太大壓迫到其他器官時才知道。

高中剛發現身上有這樣的遺傳疾病時，這些水泡數目大約十幾二十顆，最大的約是三公分。隨著年紀的增加，囊腫的數目慢慢變多、變大。由於囊腫多且大，所以在肝的位置就會腫大，摸到的時候會覺得硬硬的，即使自己覺得有時候似乎軟了一些，但是朋友摸起來還是覺得根本是硬塊。

我吃完東西時，胃會被推向前方，提前產生飽脹感，有時候會有腹脹、腹痛、噁心、嘔吐等症狀。平常也沒什麼困擾，就是吃甜食紓緩心情的同時，卻是讓腹部更加緊繃。

當我定期回診後，我學習到如何與肝水泡共處之道，像是不喝牛奶以避免不適；作息要正常，早睡早起維持規律；避免壓力上身，或是找到紓壓的方法；在飲食上必須戒甜食、戒乳製品、戒炸物，飲食以清淡為主，最好是少量多餐。

我也開始注意運動，水泡千萬不能受到外力衝擊被擠破，一旦水泡破裂，就需要開刀治療。媽媽當年就是因為水泡破掉受到感染，連腦小垂體也需要開刀治療。

知道醫界認為肝臟水泡是沒有藥物可治療，也因為工作忙碌關係，我有很長一段時間沒回醫院檢查。只是，接下電商經營總監職務後，常常處於高壓忙碌的工作狀態下，肝水泡的困擾再度

纏上我。

　　前年八月，在身形出現明顯凸腫改變後，我又回到醫院安排腹部超音波掃描，這時發現肝水泡竟已經佈滿整個腹腔，最大的甚至將近十公分。醫師做了血液檢查後，確定膽管已經發炎，需要吃消炎藥來改善。

　　工作上力求表現的我，卻不是個乖乖病人，服藥總是時有時無缺乏規律，被醫師嚴厲要求後才養成習慣。只是在每次定期追蹤報告時，覺得發炎指數的改善幅度不太大，為此我去請教了飲食教練，服藥同時搭配魚油來抗發炎，果然獲得明顯的改善效果。

　　人在徬徨無助時，總會多方尋求解答。去年六月心愛的黃金獵犬過世，心情悲傷低落之餘，肝水泡又明顯變大，雖然外觀沒顯得肥胖，但是才稍微運動就已經氣喘不過來，讓身體相當不舒服。

　　當時我遇上一個命理老師，他說要利用加持的方式，來消除肝水泡壓力。他建議我必須要捨棄使用魚油，只能持續服用消炎藥來解除疼痛。

　　幾個月後，膽發炎引起背部疼痛，四天的雙十連假都只能側躺當貴妃。收假後立刻回醫院檢查，果然發炎指數再度飆高。我沮喪的質問醫師說發炎藥根本沒有效果，甚至在醫師勸服下持續用藥一個月後，指數依然沒有下降。這時我明白之前的指數改

善，其實是因為搭配一天三次、每次三顆魚油的助益，後來停掉魚油，發炎現象就又飆高。

所幸，這時參加了林醫師的健康講座，對共存的肝水泡有了正確認知，開始捨棄錯誤迷思。去年十一月中開始使用囊中囊產品，那是在一顆膠囊中包含黑種草籽油、松樹皮萃取物的兩種超強抗氧化保健品。

這回我乖乖的早晚各服用兩顆，中午則是維持魚油三顆的劑量，而且沒再使用之前醫師開立的消炎藥。果然如預期的不再有背疼困擾，先生幫我量測腹部尺寸，在沒有任何體重管理的特別處置下，才兩個月就已經減少兩公分腹圍。

報告日期	麩胺酸苯醋酸轉氨基腅 AST	麩胺酸丙酮酸轉氨基腅 ALT	鹼性磷酸腅 ALP 104-338	麩胺轉氨腅 r-GT 9-64	治療方式
2018/8/8	80	127	1246	792	
2018/12/5	149	178	1175	912	開始使用消炎藥
2019/7/20	50	58	644	450	2/25~8/5 使用消炎藥＋魚油
2019/11/11	97	111	1124	584	8/6~11/16 只使用消炎藥
2020/2/15	59	67	925	574	11/17~ 持續使用黑種草油＋魚油

國家圖書館出版品預行編目資料

平衡免疫這樣吃！：台大醫師教你聰明攝取好油，簡單吃出好體質／林曉
凌 作.-- 初版.-- 臺北市：如何，2020.05
144 面；17×23公分.--（Happy body；183）
ISBN 978-986-136-549-7（平裝）

1.健康飲食 2.免疫力

411.3   109003701

Eurasian Publishing Group
圓神出版事業機構
用 心 與 你 對 話 · 成 好 無 限 寬 廣

如何出版社
Solutions Publishing

www.booklife.com.tw   reader@mail.eurasian.com.tw

Happy Body 183

平衡免疫這樣吃！
台大醫師教你聰明攝取好油，簡單吃出好體質

作　　者／林曉凌
文字協力／林世駿
發 行 人／簡志忠
出 版 者／如何出版社有限公司
地　　址／台北市南京東路四段50號6樓之1
電　　話／（02）2579-6600 · 2579-8800 · 2570-3939
傳　　真／（02）2579-0338 · 2577-3220 · 2570-3636
總 編 輯／陳秋月
主　　編／柳怡如
專案企劃／賴真真
責任編輯／丁予涵
校　　對／丁予涵 · 張雅慧 · 柳怡如 · 林曉凌 · 林世駿
美術編輯／李家宜
行銷企畫／詹怡慧 · 曾宜婷
印務統籌／劉鳳剛 · 高榮祥
監　　印／高榮祥
排　　版／陳采淇
經 銷 商／叩應股份有限公司
郵撥帳號／18707239
法律顧問／圓神出版事業機構法律顧問　蕭雄淋律師
印　　刷／龍岡數位文化股份有限公司
2020 年 5 月　初版

定價 280 元   ISBN 978-986-136-549-7